现代护理技术与各科护理要点

栾芳 陈大飞 曹铭 邵竹蕾 常威威 刘爽 主编

姜鑫 周金洁 蒋葭鸣 刘超 陈王莉 孙冬林 任家风 王婷 邓璇 林小燕 汤雅真 副主编

吉林科学技术出版社

图书在版编目（CIP）数据

现代护理技术与各科护理要点 / 栾芳等主编.
长春 : 吉林科学技术出版社, 2024. 8. -- ISBN 978-7
-5744-1712-0
Ⅰ. R47
中国国家版本馆 CIP 数据核字第 2024H52M78 号

现代护理技术与各科护理要点

主　　编　栾　芳　等
出 版 人　宛　霞
责任编辑　李亚哲
封面设计　王　佳
制　　版　王　佳
幅面尺寸　185mm × 260mm
开　　本　16
字　　数　150 千字
印　　张　10.25
印　　数　1~1500 册
版　　次　2024 年8月第1 版
印　　次　2024年10月第1次印刷

出　　版　吉林科学技术出版社
发　　行　吉林科学技术出版社
地　　址　长春市福祉大路5788 号出版大厦A 座
邮　　编　130118
发行部电话/传真　0431-81629529 81629530 81629531
81629532 81629533 81629534
储运部电话　0431-86059116
编辑部电话　0431-81629510
印　　刷　廊坊市印艺阁数字科技有限公司

书　　号　ISBN 978-7-5744-1712-0
定　　价　62.00元

现代护理技术与各科护理要点

编委会

主　编

栾　芳　聊城市人民医院

陈大飞　山东省枣庄市妇幼保健院

曹　铭　海南省海口市中医医院

邵竹蕾　青岛市黄岛区中心医院

常威威　泰安市岱岳区皮肤病防治所

刘　爽　巨野县人民医院

副主编

姜　鑫　烟台市烟台山医院

周金洁　苏州市中心血站

蒋葭鸣　苏州市中心血站

刘　超　四川省妇幼保健院

陈王莉　四川省妇幼保健院

孙冬林　四川省妇幼保健院

任家风　淄博市张店区中埠镇卫生院

王　婷　航天中心医院

邓　璇　重庆松山医院

林小燕　广东医科大学附属医院

汤雅真　南京市第二医院

前　言

随着现代医学日新月异的发展，护理专业内涵的加深，使护理学科面临着多元化的变更，从而加快了护理模式的转变，体现了以人为本的先进护理理念，推动了护理学新理论、新技术的发展。本书首先介绍了现代护理技术相关基础知识，如给药技术、生命体征观察和测量技术等常见护理技术要点。其次重点介绍了临床各科室常见疾病的护理措施，包括外科疾病、儿科疾病、皮肤科疾病等。全书从临床疾病护理的角度出发，给临床护理人员提供了清晰明了的护理指导，使其能更好地掌握各科疾病的护理知识，提高专业技能，为基础知识与临床实践架起了一座桥梁。

目　录 MULU

第一章　生命体征的观察和测量技术

生命体征是指体温、脉搏、呼吸及血压，是机体内在活动的一种客观反映。当机体出现异常时，此时生命体征可发生不同程度的变化，因而生命体征成为衡量患者身体健康状况的基本指标。正确观察生命体征可以为疾病的预防、诊断、治疗及护理提供参考资料和依据。

第一节　体温的观察与测量

体温（temperature）指身体内部的温度，正常情况下，人的体温保持在相对恒定的状态，通过大脑皮质和丘脑下部的体温调节中枢的调节及神经、体液的作用，使产热和散热保持动态平衡。人体产热主要是通过内脏器官尤其是肝代谢和骨骼肌运动而进行的，而散热则是通过辐射、传导、对流、蒸发等方式进行的。

测量体温所采用的单位是摄氏度（℃）或华氏度（F），一般常用摄氏度。摄氏度和华氏度两者换算关系为：

℃=（F-32）×5/9 或 F=℃×9/5+32

一、体温的观察

（一）正常体温

1.体温的范围

正常体温常以口腔、直肠、腋下温度为标准。这三个部位测得的温度与机体深部体温相接近。正常人口腔舌下温度在 36.3～37.2℃；直肠温度受外界环境影响小，故比口腔温度高出 0.3～0.5℃；腋下温度受体表散热、局部出汗、潮湿等因素影响，相比口腔温度低 0.3～0.5℃。同时对这三个部位进行测量，其温度差一般不超过 1℃。直肠温度虽然与深部体温更为接近，但由于测试不便，故临床上除小儿外，一般都测口腔温度或腋下温度。

2.体温的生理性变动

体温可随年龄、昼夜、运动、情绪等变化而出现生理性变动，但在这些条件下体温的改变往往在正常范围内或呈一过性改变。

（1）年龄的差异：新生儿因体温调节中枢发育不完善，其体温易受外界环境温度的影响，并随之波动；儿童由于代谢旺盛，体温可略高于成人；老年人由于代谢低下，体温可在正常范围内的低值。

（2）昼夜差异：体温一般在清晨2～6时最低，下午2～8时最高，其变动范围不超过平均值±0.5℃。这种昼夜的节律波动与人体活动、代谢、血液循环等周期性变化有关，如长期夜班工作的人员，则可出现夜间体温升高，而日间体温下降的现象。

（3）性别差异：女性体温略高于男性。女性的基础体温还随月经周期而出现规律性的变化，即月经期和月经后的前半期体温较低，排卵日最低，而排卵后到下次月经前体温逐渐升高，月经来潮后，体温又逐渐下降，体温升降范围在0.2～0.5℃。这种体温的周期性变化与血液中孕激素（黄体酮）及其他激素浓度的变化有关。

（4）运动影响的差异：剧烈运动时，骨骼肌紧张并强烈收缩，使产热量激增；同时由于交感神经兴奋，释放肾上腺素、甲状腺素和肾上腺皮质激素增多，代谢率增高而导致体温上升。

（5）受情绪影响的差异：情绪激动、精神紧张都可使体温升高，这与交感神经兴奋有关。

（6）其他：进食、沐浴可使体温升高，而睡眠、饥饿可使体温降低。

（二）异常体温

1.发热

在致热源的作用下或体温调节中枢的功能障碍时，机体产热增加，而散热减少，体温升高超过正常范围，称为发热。

发热时，体温升高（以口腔温度为准）不超过38℃为低热，38～38.9℃为中等热，39～

40.9℃为高热，超过41℃为超高热。发热过程可分为三个阶段。

（1）体温上升期：患者主要表现为畏寒、皮肤苍白、无汗，甚至寒战。

（2）发热持续期：患者主要表现为颜面潮红、皮肤灼热、口唇干燥、呼吸和脉搏加快。

（3）退热期：患者主要表现为大量出汗和皮肤温度降低。

将发热时所测得的体温值绘制成曲线图，可呈现不同的形态，称为热型。常见的热型有稽留热、弛张热、间歇热和不规则热。热型常能提示某种疾病的存在。

2.体温过低

体温在35℃以下称为体温过低。其现象可见于早产儿及全身衰竭的危重病患者。

体温过低，刚开始时可出现寒战，当体温继续下降时，四肢开始麻木，并丧失知觉，血压下降，呼吸减慢，甚至意识丧失，出现昏迷。

二、测量体温的方法

（一）体温计

最为常用的是玻璃汞（水银）柱式体温计。水银端受热后，水银膨胀沿毛细管上升，所达刻度即为体温的度数。摄氏体温计的刻度为35～42℃，每一大格为1℃，每一小格为0.1℃。测量不同部位的体温计，其外形也有所不同，如口表和肛表的玻璃管呈三棱状，腋表的玻璃管呈扁平状；口表和腋表的水银端细长，肛表水银端粗短。

除此之外，还有各种电子体温计，它采用电子感温探头来测量体温，测量迅速，读数直观，使用方便；化学体温计（点阵式体温计）则是将对特定温度敏感的化学试剂制成点状，在体温计受热45s内，即可从试剂点颜色的改变上来得知所测得的体温值，该体温计为一次性用品，用后即可丢弃，因而不会引起交叉感染。

红外线耳式体温计是通过测量耳朵鼓膜的辐射亮度，非接触地实现对人体温度的测量，只需将探头对准外耳道，按下测量钮，仅有几秒钟就可得到测量数据，这种体温计非常适合急重病患者、老年人、婴幼儿等使用。

（二）测量方法

1.用物

测量盘内盛体温计、纱布、弯盘、记录本、笔及有秒针的表。

2.操作方法

检查体温计有无破损，水银柱是否甩到35℃以下，以免影响测量结果。备齐用物，携至床边，向患者解释并交代注意事项，以取得配合，并根据病情需要选择测量体温的部位。

（1）口腔测量法：将口表水银端斜放于舌下靠近磨牙处的深部，此处称热袋系舌动脉经过处，所测出的温度最接近身体深部体温。叮嘱患者闭口用鼻呼吸，勿咬体温计。3 min后取出体温计，用纱布擦净，与视线平行，稍转动看清度数并记录，将水银柱甩至35℃以下，放在弯盘内。

（2）腋下测量法：沾干腋下汗液，将体温计的水银端放于腋窝中央，紧贴皮肤，屈臂过胸夹紧。10 min后取出，余下操作步骤同口腔测量法。

（3）直肠测量法：患者取侧卧位，小儿可取俯卧位，露出臀部，用液状石蜡润滑肛表水银端，分开臀部，看清肛门，轻轻插入肛门内3～4 cm。婴幼儿测量，只需插入肛门即可。3 min后取出，用卫生纸擦净，余下操作步骤同口腔测量法。

将所测体温值绘制于体温单上，口腔温度用蓝圆点表示，腋下温度用蓝叉表示，直肠温度用蓝圆圈表示，并以蓝线与前一次的体温相连。高热患者降温30 min后，所测体温值绘制在降温前体温的同一纵格内，用红圆圈表示，并以红虚线与降温前体温相连，下一次测得的体温值仍与降温前的体温值相连。

3.注意事项

（1）体温计应轻拿轻放，甩动时注意勿触及周围物体，以防损坏。

（2）幼儿、精神异常或昏迷患者、口鼻部施行手术者、呼吸困难者，不可采用口腔测温；腹泻、直肠或肛门施行手术者，不可采用直肠测温。

（3）进食或面颊部做冷敷、热敷者，须过30 min后再测口腔温度；坐浴或灌肠后须待30 min后，方可测量直肠温度。

（4）幼儿、精神异常或昏迷患者测量时，护士应在旁守护并用手托扶，以防发生意外。

（5）发现体温与病情不符合时，应重新测量。如有异常应立即通知医生，并采取相应措施。

（6）若患者不慎咬碎体温计将水银吞下时，首先应及时清除口腔内玻璃碎屑，以免损伤口腔与消化道组织；其次口服蛋清液或牛奶，以延缓汞的吸收；若不影响病情，还可给予粗纤维食物，以加快汞的排泄。

（三）体温计的消毒及检查法

1.体温计的清洁与消毒

目的是保持体温计清洁，防止交叉感染。常用消毒液有70%酒精、1%过氧乙酸、2000 mg/L 有效氯等。

（1）容器：所有盛消毒液和体温计的容器均应有盖，消毒液容器内有尼龙网兜。消毒液每天更换1次，容器每周消毒1次。

（2）方法：先将所用过的体温计全部浸没于一只盛有消毒液的容器内，5 min 后取出，再放入另一盛有相同消毒液的容器内浸泡，30 min 后取出，用冷开水冲净，再用消毒纱布擦干，存放于清洁盒内备用。肛表体温计应按上述方法另行消毒。

2.体温计的检查法

为保证测量准确，使用中的体温计应定期进行准确性检查。检查时，先将所有体温计的水银柱甩至35℃以下，再同时置入40℃的水中或恒温箱内，3 min 后取出检视，若体温计误差超过±0.2℃或水银柱有裂隙者或自行下降者，则不再使用。

第二节 脉搏的观察与测量

脉搏（pulse）是指在身体浅表动脉上可触摸到的搏动，是由心脏节律性地收缩和舒张引起动脉血管壁的相应扩张和回缩所产生的。正常情况下，脉率和心率是一致的。

一、脉搏的观察

（一）正常脉搏

正常成年人的脉搏为60～100次/分。脉搏的节律规则，间隔时间相等，搏动强弱适中。脉搏可随年龄、性别、活动和情绪等因素而变动。一般幼儿的脉搏比成年人的快，同年龄女性的脉搏比男性的稍快。进食、运动和情绪激动时，脉搏可暂时增快，休息和睡眠时，脉搏会相对减慢。

（二）异常脉搏

1.频率的改变

成年人脉率超过100次/分，称为速脉，常见于发热、甲状腺功能亢进症及由于缺血、缺氧所致的心脏代偿情况；低于60次/分，称为缓脉，常见于颅内压增高、房室传导阻滞情况。

2.节律的改变

脉搏间隔时间不等，称为不整脉。有规律性的不整脉是在一系列均匀的脉搏中，出现一次提前的搏动，随后有一补偿性的间歇，称为间歇脉。若每隔一个或两个正常搏动后出现一次提前搏动，称为二联脉或三联脉，见于各种原因引起的心肌损害。无规律性的不整脉是在单位时间内脉率少于心率，且脉搏节律不等，强弱不同，称为细脉（脉搏短绌），见于心房纤颤。

3.强弱的改变

当心排血量大、外周阻力小、动脉充盈度和脉压较大时，脉搏强大，称洪脉，常见于高热、甲状腺功能亢进症；当有效循环血量降低、心排血量减少时，脉搏细弱，称丝状脉，常见于大出血、休克、心脏功能衰竭。

二、测量方法

凡身体浅表靠近骨骼的大动脉都可以用来测量脉搏。常取的部位是桡动脉，其次是颞动脉、颈动脉、股动脉及足背动脉等。

（一）用物

有秒针的表、记录本、笔。

（二）操作方法

（1）患者取卧位或坐位，手臂自然放置。

（2）以示指、中指、环指三指的指端按在患者的桡动脉上，压力的大小以清楚触及动脉搏动为宜。计数 30s，将测得的脉率乘以 2，记录脉搏跳动值。心脏病患者应测量 1 min。

（3）如患者有脉搏短绌时，应由两人测量，1 人数脉率，1 人听心率，由听心率者发出“起”“停”口令，两人同时开始，测 1 min，记录方式：心率/脉率/分。

（4）将所测脉搏跳动值绘制于体温单上，脉率以红圆点表示，心率以红圆圈表示。如果脉搏与体温重叠于一点时，先画体温，再将脉搏用红圈画于其外；若系直肠温度，先以蓝圈表示体温，再在其内以红点表示脉搏。相邻脉搏之间应以红线连接。若需绘制脉搏短绌图，则于心率与脉率之间以红线连接。

（三）注意事项

（1）测量脉搏前，应使患者保持安静，若是刚活动完须休息 15～30 min 再测。

（2）不可用拇指测量脉搏，因为拇指小动脉搏动易与患者的脉搏相混淆。

（3）测量时注意力集中，仔细测量脉搏的频率、节律、强弱，如与病情不符应重新测量。

第三节　呼吸的观察与测量

呼吸（respiration）是指机体与环境之间进行气体交换的过程。通过呼吸，机体不断地从外界摄取氧和排出二氧化碳，以满足机体新陈代谢的需要和维持内环境的相对稳定。通过观察呼吸运动，可以判断机体内外环境气体交换情况，进而帮助判断病情。

一、呼吸的观察

（一）正常呼吸

正常呼吸时，胸廓、腹壁呈平稳、有节律的起伏运动，呼气较吸气略长，吸与呼之比为1∶（1.5～2.0）。成人呼吸频率16～20次/分，呼吸与脉搏的比例为1∶4。

呼吸频率和深浅度可随年龄、性别、活动、情绪、意识等因素而改变。一般婴幼儿呼吸比成人呼吸快，同年龄女性呼吸比男性呼吸稍快，活动和情绪激动时呼吸增快，休息和睡眠时呼吸较慢，意识也能控制呼吸的频率、节律及深浅度。

（二）异常呼吸

1.频率的改变

成人呼吸频率超过24次/分为呼吸增快，多见于高热、缺氧的情况；呼吸频率少于10次/分，为呼吸缓慢，多见于颅内压增高、巴比妥类药物中毒的情况。

2.节律的改变

常表现为周期性呼吸即呼吸运动与呼吸暂停呈周期性交替出现，有以下两种形式：

（1）潮式呼吸，又称陈-施（Chyne-Stokes）呼吸：其特点为呼吸由浅慢逐渐加深加快，达高潮后，又逐渐变浅变慢，然后呼吸暂停5～30s，之后又重复出现上述呼吸，如此周而复始，犹如潮水涨落，故称潮式呼吸。多见于脑出血、全身衰竭的患者。

（2）间停呼吸，又称毕奥（Biots）呼吸：其特点为有规律的呼吸几次后，突然呼吸停止约10s，然后又开始呼吸，如此反复交替。常见于颅内压增高症或呼吸中枢衰竭的患者。

周期性呼吸发生的机制是，由于呼吸中枢兴奋性减弱，血中正常浓度的二氧化碳不能通过化学感受器引起呼吸中枢兴奋，故呼吸逐渐减弱，以致呼吸暂停。由于呼吸暂停，血中二氧化碳分压增高，至一定程度后，通过化学感受器，反射性地兴奋呼吸中枢，引起呼吸。随着呼吸的进行，二氧化碳的排出，血中二氧化碳分压降低，呼吸再次减慢以致暂停，从而形成周期性呼吸。此种呼吸提示病人病情危重，尤其是间停呼吸，常出现在呼吸停止之前。

3.深浅度的改变

一般情况下，急促的呼吸常表浅，缓慢的呼吸常深大。呼吸浅快见于肋骨骨折、胸腔积液、气胸、肺实变等；呼吸深慢见于代谢性酸中毒，是机体代偿的表现。

4.呼吸困难是呼吸的频率、节律、深浅度改变的总称，患者主观上感到胸闷气急、呼吸费力，客观上伴有烦躁，面色和末梢发绀、出冷汗、不能平卧等体征。

（1）吸气性呼吸困难：其特点为吸气费力，吸气时间延长，可出现“三凹征”（胸骨上窝、锁骨上窝、肋间隙凹陷），也可出现鼻翼扇动和一种高音调声响。其发生机制为上呼吸道部分梗阻，导致气流进入不畅，呼吸肌收缩增强所致。常见于气管内异物或肿瘤，喉头水肿或痉挛等症状。

（2）呼气性呼吸困难：其特点为呼气费力，呼气时间明显延长，并伴有喘息声。其发生机制为下呼吸道部分梗阻或痉挛，导致气流呼出不畅。常见于哮喘和阻塞性肺气肿。

（3）混合性呼吸困难：其特点为吸气与呼气均费力，呼吸频率增快。其原因为广泛性肺部病变，使气体交换面积减少，从而影响肺换气功能。常见于肺炎、肺不张、急性肺水肿等症状。

二、测量呼吸的方法

（一）用物

有秒针的表、记录本、笔。

（二）操作方法及注意事项

（1）在测量脉搏后，仍保持测量脉搏的手势，使患者处于不知不觉的自然状态中，观察患者胸部或腹部的起伏，一起一伏为 1 次呼吸，计数 30s，将所测值乘以 2 并记录。对呼吸不规则的患者和婴幼儿，应测 1 min。

（2）计数同时，观察呼吸节律、深浅度的改变。

（3）重危患者呼吸气息微弱不易观测时，可用少许棉絮放置患者鼻孔前，观察棉絮被吹动，并计数 1 min，将所测值记录下来。

（4）将所测呼吸绘制于体温单上，用蓝圆点表示，相邻呼吸之间以蓝线连接，或记录于体温单上的呼吸一栏内，相邻的呼吸应上下错开记录，以便于查看。

第四节　血压的观察与测量

血压（blood pressure，BP）是指血液在血管内流动时对血管壁产生的侧压力。一般指动脉血压，如无特别注明，是指肱动脉血压。

当心脏收缩时，动脉血压上升达到最高值，称为收缩压（systolic pressure）；当心脏舒张时，动脉血压下降达到最低值，称为舒张压（diastolic pressure）。收缩压与舒张压之差称为脉压（pulse pressure）。血压的单位通常采用 mmHg。

一、血压的观察

（一）正常血压

1.血压的范围

正常成年人在安静时，收缩压为 90～139 mmHg，舒张压为 60～89 mmHg，脉压为 30～50 mmHg。

2.生理性变化

（1）年龄和性别的影响：动脉血压随年龄的增长而增高。随着年龄的增长，收缩压和舒张压均有逐渐增高的趋势，但收缩压的升高比舒张压的升高更为显著。女性在更年期前血压低于男性，更年期后，女性与男性血压差别较小。

（2）昼夜和睡眠的影响：一般傍晚血压高于清晨；过度劳累或睡眠不佳时，血压稍有升高；睡眠和休息后，血压可略有下降。

（3）环境的影响：寒冷环境中，血压可上升；高温环境中，血压可下降。

（4）不同部位的影响：部分人的右上肢血压高于左上肢 10 mmHg 左右，这是由于右侧肱动脉来自主动脉弓的第一大分支无名动脉，而左侧肱动脉来自主动脉弓的第三大分支左锁骨下动脉，在血液运行中，能量稍有消耗，压力有所下降；大多数人下肢血压比上肢血压高20～40 mmHg，主要是与股动脉的管径较肱动脉粗、血流量大有关。

（5）精神状态的影响：紧张、恐惧、害怕及疼痛都可引起收缩压的升高，而舒张压变化较小。

（6）此外劳动、饮食等均可影响血压值。

（二）异常血压

1.高血压

目前我国采用国际上统一的血压分类和标准，成年人高血压定义为收缩压≥140 mmHg和（或）舒张压≥90 mmHg。

原发性高血压称为高血压病，继发性高血压则继发于其他疾病，如肾疾病、主动脉狭窄、嗜铬细胞瘤及妊娠高血压症等。过高的血压增加心脏的负担，容易诱发左侧心力衰竭，也易发生高血压脑病。

2.低血压

血压低于90/（60～50） mmHg，称为低血压。

各种原因引起的休克，可出现血压降低。血压过低可造成身体组织器官缺血缺氧，如不及时发现和处理，就会使身体的重要器官如心、肺、脑、肾组织发生变性坏死，甚至脏器功能衰竭，严重者导致死亡。

3.脉压异常

脉压增大，常见于主动脉瓣关闭不全、动脉硬化；脉压减小，可见于心包积液。

二、血压的测量

（一）血压计

动脉血压可用血压计来进行间接测量，这是根据血流通过狭窄的血管管道，形成涡流时发出声响的原理来设计的。

1.普通血压计

由输气球、袖带、血压表 3 个主要部分组成。成人袖带的宽度为 12 cm，长度为 24 cm；小儿袖带的宽度则应为其上臂的 2/3，故有各种型号。血压表有水银柱式和弹簧表式两种，常用水银柱式。

2.电子血压计

在其袖带上有换能器，经过微电脑控制数字处理，在显示板上直接显示收缩压、舒张压和脉搏 3 个参数，并能自动充气和放气。

（二）测量方法

1.用物血压计、听诊器、笔记本、笔。

2.测量部位上肢肱动脉或下肢腘动脉。

（三）操作方法

检查血压计是否有漏气、汞量不足、汞柱裂隙等现象，以免影响测量结果的准确性，并根据患者情况选择测量部位，一般用上肢测量法。

1.上肢血压测量法

叮嘱患者取坐位或卧位，伸出一臂，将衣袖卷至肩部，袖口不可太紧，以免影响血流顺利通过。肘部伸直，手掌向上，肱动脉与心脏保持同一水平，坐位时肱动脉平第 4 肋间，仰卧位时肱动脉平腋中线。放平血压计，打开盒盖呈 90° 垂直位置，开启汞槽开关，将袖带平整缠于患者上臂，松紧度以放入一指为宜，袖带下缘距肘窝 2～3 cm。戴上听诊器，在肘窝内侧摸到肱动脉搏动点，将听诊器的胸件放置于其上，但不能塞在袖带内，用手固定，另一只手握气球，关气门，向袖带内充气至肱动脉搏动声消失，再升高 20～30 mmHg，然后放开气门以每秒钟 4 mmHg 的速度使汞柱缓慢下降，注视汞柱所示刻度，听到第一搏动声的汞柱刻度为收缩压，此时袖带内压与心室收缩压相等，血液能在心脏收缩时通过被压迫的血管。随后搏动声继续存在，直至袖带内压降至与心室舒张压相等时，搏动声突然变弱或消失，此时汞柱所示刻度为舒张压。测量完毕，排尽袖带内余气，拧紧阀门螺旋，解开袖带，整理妥善，放入盒内，气门螺旋卡在固定架上，将血压计向右倾斜 45° 关闭汞槽开关，盖上盒盖平稳放置。

2.下肢血压测量法

叮嘱患者取仰卧稍屈膝位或俯卧位，露出下肢。用袖带（宽带比被测肢体直径宽 20%）缠于患者大腿下部，其下缘在腘窝上 3～5 cm 处，如肢体较粗，可加用宽布带包于袖带外面，缠于肢体上，听诊器胸件置于腘动脉搏动点上。其余测量方法同上肢血压测量法。

测得的血压值以分式记录在体温单的血压一栏内或指定的表格内，即收缩压/舒张压，可免记剂量单位，但下肢血压应注明“下”，以免发生误会。

（四）注意事项

（1）测量血压前，应使患者安静休息 15 min，或者在清晨时测量，以消除疲劳和精神紧张对血压的影响。

（2）袖带的宽带要符合规定的标准，如使用的袖带太窄，须用较高的空气压力才能阻断动脉血流，使测得的血压值偏高；如果使用的袖带过宽，一大段血管受压，增加血流阻力，使搏动在到达袖带下缘之前已消失，使测得的血压值偏低。

（3）袖带缠裹要松紧适度，如果袖带过松，充气时呈球状，不能有效阻断动脉血流，使测得的血压值偏高；如果袖带过紧，可使血管在袖带未充气前已受压，致使测得的血压值偏低。

（4）为了避免血液重力作用的影响，测量血压时，肱动脉与心脏应处于同一水平。如果肢体位置高于心脏位置，测得的血压值偏低；反之测得的血压值偏高。

（5）出现血压听不清或者异常时，应重新测量：先驱尽袖带内的气体，汞柱降至“0”点，稍待片刻，再进行测量，直到测准为止。不可连续反复加压，避免影响血压值和引起患者不适。

（6）为有助于血压测量的准确性和对照的可比性，必须密切观察血压者，应做到“四定”，即定时间、定部位、定体位、定血压计。

（7）血压计要定期进行检查和维修，防止血压计本身造成数值误差，如充气时汞柱不能上升至顶部，即表示汞量不足或漏气，应及时进行维修。

第二章　给药技术

药物在疾病的预防、诊断和治疗中发挥重要作用。护士是给药的直接执行者，为防止药物的某些不良反应，护士应熟悉各类药物的性能、作用及不良反应，要掌握正确的给药技术，留意患者的精神状态、个体差异，使药物发挥其应有的作用。

第一节　口服给药法

药物经口服后，经胃肠道吸收后，可发挥局部或全身治疗的作用。

一、摆药

（一）药物准备类型

1.中心药房摆药

目前国内不少医院均设有中心药站，它一般设在医院内距离各病区适中的地方，负责全院各病区患者的日间用药。

病区护士每日上午在医生查房后把药盘、长期医嘱单送至中心药站，由药站专人处理医嘱，并进行摆药、核对。口服药摆每日 3 次量；注射药物按一日总量备齐。然后由病区护士当面核对无误后，取回病区，按规定时间发药。发药前须经另一人核对。

各病区另设一药柜，里面主要备有少量常用药、贵重药、针剂等，作为临时应急用。所备的药物须有固定基数，用后及时补充，交接班时按数点清。

2.病区摆药

由病区护士在病区负责准备自己病区患者的所需药品。

（二）用物

药柜（内有各种药品）、药盘（发药车）、小药卡、药杯、量杯（10～20 ml）、滴管、药匙、纱布或小毛巾、小水壶（内盛温开水）、服药单。

（三）操作方法

1.准备

洗净双手，戴口罩，备齐用物，按床号顺序将小药卡（床号、姓名）插于药盘上，并放好药杯。

2.按服药单摆药

一位患者的药摆好后，再摆第2位患者的药，先摆固体药再摆水剂药。

（1）固体药（片、丸、胶囊）：左手持药瓶（标签在外），右手掌心及小指夹住瓶盖，拇指、示指和中指持药匙取药，切记不可用手取药。

（2）水剂药：先将药水摇匀，左手持量杯，拇指指在所需刻度，使与视线处于同一水平，右手持药瓶，标签向上，然后缓缓倒出所需药液。应以药液低面的刻度为准。同时有几种水剂药时，应分别倒入不同药杯内。更换药液时，应用温开水冲洗量杯。倒毕，瓶口用湿纱布或小毛巾擦净，然后放回原处。

3.其他

（1）药液不足1 ml须用滴管吸取计量，1 ml=15滴。为使药量准确，应滴入已盛好少许冷开水药杯内，或直接滴于面包上或饼干上服用。

（2）患者的个人专用药，应注明床号、姓名、药名、剂量、时间，以防差错。专用药不可借给他人用。

（3）摆完药后，应根据服药单查对1次，再由第2人核对无误后，方可发药。如需磨碎的药，可用乳钵研碎。用清洁巾盖好药盘待发。清洗滴管、乳钵等，清理药柜。

二、发药

（一）用物

温开水、服药单、发药车。

（二）操作方法

1.准备

发药前先了解每位患者情况，暂不能服药者，应作交班。

2.发药查对，督促服药

按规定时间，携服药单送药到患者处，核对服药单及床头牌的床号、姓名，并询问患者姓名，回答与服药单一致后再发药，待患者服下后方可离开。

3.根据不同药物的特性正确给药

（1）抗生素、磺胺类药物应准时给药，以保持药物在血液中的有效浓度。

（2）健胃、助消化药物宜在饭前或饭间服。对胃黏膜有刺激的药宜在饭后服。

（3）对呼吸道黏膜有安抚作用的保护性镇咳药，服后不宜立即饮水，以免稀释药液而降低药效。

（4）某些由肾排出的药物，如磺胺类，尿少时可析出结晶，引起肾小管堵塞，故应鼓励患者多饮水。

（5）对牙齿有腐蚀作用和使牙齿染色的药物，如铁剂，可用饮水管吸取，服后漱口。

（6）服用强心苷类药物应先测脉率、心率及节律，若脉率低于 60 次/ min 或节律不齐时不可服用。

（7）有配伍禁忌的药物，不宜在短时间内先后服用，如呋喃妥因片与碳酸氢钠溶液等碱性药液。

（8）催眠药应就寝前服用。

发药完毕，再次与服药单核对一遍，看有无遗漏或差错。药杯集中处理。清洁药盘放回原处。需要时做好记录。

（三）注意事项

（1）严格遵守三查七对制度（操作前、中、后查，核对床号、姓名、药名、浓度、剂量、方法、时间），防止发生差错。

（2）老、弱、小儿及危重患者应协助服药：鼻饲者应先注入少量温开水，后将药物研碎、溶解后由胃管注入，再注入少量温开水冲洗胃管。更换或停止药物，应及时告诉患者。若患者提出疑问，应重新核对清楚后再给患者服下。

（3）发药后，要密切观察患者服药后效果及有无不良反应，若患者有反应，应及时与医生联系，给予必要的处理。

第二节 注射给药法

注射给药是将无菌药液或生物制品用无菌注射器注入体内，达到预防、诊断、治疗目的的一种方法。

一、药液吸取法

1.从安瓿内吸取药液

将药液集中到安瓿体部，用消毒液消毒安瓿颈部及砂轮，在安瓿颈部划一锯痕，重新消毒安瓿颈部，拭去碎屑，掰断安瓿。将针尖斜面向下放入安瓿内的液面下，手持活塞柄抽动活塞吸取所需药量。抽吸毕后将针头套上空安瓿或针帽备用。

2.从密封瓶内吸取药液

除去铝盖的中央部分并消毒密封瓶的瓶塞，待干。往瓶内注入与所需药液等量空气（以增加瓶内压力，避免瓶内负压，无法吸取），倒转密封瓶及注射器，使针尖斜面放在液面下，轻拉活塞柄吸取药液至所需量，再以示指固定针栓，拔出针头，套上针帽备用。若密闭瓶或安瓿内系粉剂或结晶时，应先注入所需量的溶剂，使药物溶化，然后吸取药液。黏稠药液如油剂可先加温（遇热变质的药物除外），或将药瓶用双手搓后再抽吸；混悬液应摇匀后再抽吸。

3.注射器内空气驱出术

一手指固定于针栓上，拇指、中指扶持注射器，针头垂直向上，一手抽动活塞柄吸入少量空气，然后摆动针筒，并使气泡聚集于针头口，稍推动活塞栓将气泡驱出。若针头偏于一侧，则驱气时应使针头朝上倾斜，使气泡集中于针头根部，如上方法驱出气泡。

二、皮内注射法

皮内注射法是将少量药液注入表皮与真皮之间的方法。

（一）目的

（1）各种药物过敏试验。

（2）预防接种。

（3）局部麻醉。

（二）用物

（1）注射盘或治疗盘内盛体积分数 2%碘酊、体积分数 75%酒精、无菌镊、砂轮、无菌棉签、开瓶器、弯盘。

（2）1 ml 注射器、4 号针头，药液按医嘱。药物过敏试验还需备急救药盒。

（三）注射部位

（1）药物过敏试验在前臂掌侧中段、下段。

（2）预防接种常选三角肌下缘。

（四）操作方法

（1）评估：了解患者的病情、合作程度、对皮内注射的认识水平和心理反应，过敏试验还需了解患者的“三史”（过敏史、用药史、家族史）；介绍皮内注射的目的、过程，取得患者配合；评估注射部位组织状态（皮肤颜色、有无皮疹、感染及皮肤划痕阳性）。

（2）准备用物，并按医嘱单查对后抽好药液，放入铺有无菌巾的治疗盘内，携物品至患者处，再次核对。

（3）协助患者取坐位或卧位，选择注射部位，以体积分数 75%酒精消毒皮肤、待干。酒精过敏者用生理盐水清洁皮肤。

（4）排尽注射器内空气，示指和拇指绷紧注射部位皮肤，右手持注射器，针尖斜面向上，与皮肤呈 5° 刺入皮内，放平注射器，平行将针尖斜面全部进入皮内，左手拇指固定针栓，右手快速推注药液 0.1 ml。也可右手持注射器左手推注药液，使局部可见半球形隆起的皮丘，皮肤变白，毛孔变大。

（5）注射毕后，快速拔出针头，核对后交代患者注意事项。

（6）清理用物，按时观察结果并正确记录。

（五）注意事项

（1）忌用碘酊消毒皮肤，并避免用力反复涂擦。

（2）注射后不可用力按揉，以免影响结果观察。

三、皮下注射法

皮下注射法是将少量药液注入皮下组织的方法。

（一）目的

（1）需迅速达到药效和不能或不宜口服时采用。

（2）局部供药，如局部麻醉用药。

（3）预防接种，如各种疫苗的预防接种。

（二）用物

注射盘，1～2 ml 注射器，5～6 号针头，药液按医嘱单准备。

（三）注射部位

上臂三角肌下缘、上臂外侧、股外侧、腹部、后背、前臂内侧中段。

（四）操作方法

（1）评估患者的病情、合作程度、对皮下注射的认识水平和心理反应；介绍皮下注射的目的、过程，取得患者配合；评估注射部位组织状态。

（2）准备用物，并按医嘱单查对后抽好药液，放入铺有无菌巾的治疗盘内，携物品至患者处，再次核对。

（3）协助患者取坐位或卧位，选择注射部位，皮肤做常规消毒（体积分数 2%碘酊以注射点为中心，呈螺旋形向外涂擦，直径在 5 cm 以上，待干，然后用 75%酒精以同方法脱碘 2 次，待干）或安尔碘消毒。

（4）持注射器排尽空气。

（5）左手示指与拇指绷紧皮肤，右手持注射器、示指固定针栓，针尖斜面向上，与皮肤呈 30°～40°，过瘦者可捏起注射部位皮肤，快速刺入针头 2/3，左手抽动活塞栓观察无回血后缓缓推注药液。

（6）推完药液，用干棉签放于针刺处，快速拔出针后，轻轻按压。

（7）核对后协助患者取舒适卧位，整理床单位，清理用物，必要时记录。

（五）注意事项

（1）持针时，右手示指固定针栓，切勿触及针梗，以免污染。

（2）针头刺入角度不宜超过 45°，以免刺入肌层。

（3）对皮肤有刺激作用的药物，一般不作皮下注射。

（4）少于 1 ml 药液时，必须用 1 ml 注射器，以保证注入药量准确无误。

四、肌内注射法

肌内注射法是将少量药液注入肌肉组织的方法。

（一）目的

（1）给予需在一定时间内产生药效，而不能或不宜口服的药物。

（2）药物不宜或不能静脉注射，要求比皮下注射更迅速发生疗效时采用。

（3）注射刺激性较强或药量较大的药物。

（二）用物

注射盘、2～5 ml 注射器，6～7 号针头，药液按医嘱单准备。

（三）注射部位

一般选择肌肉较丰厚、离大神经和血管较远的部位，其中以臀大肌、臀中肌、臀小肌部位最为常用，其次为股外侧肌及上臂三角肌部位。

1.臀大肌注射区定位法

（1）十字法：从臀裂顶点向左或向右侧画一水平线，然后从该侧髂嵴最高点做一垂直线，将臀部分为四个象限，选其外上象限并避开内角（内角定位：髂后上棘至大转子连线）即为注射区。

（2）连线法：取髂前上棘和尾骨连线的外上 1/3 处为注射部位。

2.臀中肌、臀小肌注射区定位法

（1）构角法：以示指尖与中指尖分别置于髂前上棘和髂嵴下缘处，由髂嵴、示指、中指所构成的三角区内为注射部位。

（2）三指法：髂前上棘外侧三横指处（以患者的手指宽度为标准）。

3.股外侧肌注射区定位法

在大腿中段外侧，膝上 10cm，髋关节下 10cm 处，宽约 7.5cm。此处大血管、神经干很少通过，范围较大，适用于多次注射或 2 岁以下婴幼儿注射。

4.上臂三角肌注射区定位法

上臂外侧、肩峰下 2～3 横指处。此处肌肉不如臀部丰厚，只能做小剂量注射。

（四）患者体位

为使患者的注射部位肌肉松弛，应尽量使患者体位舒适。

1.侧卧位下腿稍屈膝，上腿伸直。

2.俯卧位足尖相对，足跟分开。

3.仰卧位适用于病情危重不能翻身的患者。

4.坐位座位稍高，便于操作。非注射侧臀部坐于座位上，注射侧腿伸直。一般多为门诊患者所取。

（五）操作方法

（1）评估患者的病情、合作程度、对肌内注射的认识水平和心理反应；介绍肌内注射的目的、过程，取得患者配合；评估注射部位组织状态。

（2）准备用物，并按医嘱单查对后抽好药液，放入铺有无菌巾的治疗盘内，携物品至患者处，再次核对。

（3）协助患者取合适卧位，选择注射部位，常规消毒或安尔碘消毒注射部位皮肤。

（4）排气，左手拇指、示指分开并绷紧皮肤，右手执笔式持注射器，中指固定针栓，用前臂带动腕部的力量，将针头迅速垂直刺入肌内，一般刺入 2.5～3.0 cm，过瘦者或婴幼儿酌减，固定针头。

（5）松左手，抽动活塞栓，观察无回血后，缓慢推药液。如有回血，酌情处理，可拔出或进针少许再试抽，无回血方可推药。推药同时注意观察患者的表情及反应。

（6）注射毕后，用干棉签放于针刺处，快速拔针并按压。

（7）核对后协助患者穿好衣裤，安置舒适卧位，整理床单位。清理用物，必要时做记录。

（六）Z 径路注射法和留置气泡技术

1.Z 径路注射法（Z-track method）

注射前以左手示指、中指和环指使待注射部位皮肤及皮下组织朝同一方向侧移（皮肤侧移 1～2 cm），绷紧固定局部皮肤，维持到拔针后，迅速松开左手，此时位移的皮肤和皮下组织位置复原，原先垂直的针刺通道随即变成 Z 形。该方法可将药液封闭在肌肉组织内而不易回渗，利于吸收，减少硬结的发生，尤其适用于老年人等特殊人群，以及刺激性大、难吸收药物的肌内注射。

2.留置气泡技术（air-lock technique）

方法为用注射器抽吸适量药液后，再吸入 0.2～0.3 ml 的空气。注射时，气泡在上，当全部药液注入后，再注入空气。其方法优点：将药物全部注入肌肉组织而不留在注射器无效腔中（每种注射器的无效腔量不一，范围从 0.07～0.3 ml），以保证药量的准确；同时可防止拔针时，药液渗入皮下组织引起刺激，产生疼痛，并可将药液限制在注射肌肉局部而利于组织的吸收

（七）注意事项

（1）切勿将针梗全部刺入，以防从根部衔接处折断。万一折断，应保持局部与肢体不

动，速用止血钳夹住断端取出。若全部埋入肌肉内，立即请外科医生诊治。

（2）臀部注射，部位要选择正确，偏内下方易伤及神经、血管，偏外上方易刺及髋骨，引起剧痛及断针。

（3）推药液时必须固定针栓，推速要慢，同时注意观察患者的表情及反应。如系油剂药液更应持牢针栓，以防用力过大针栓与乳头脱开，药液外溢；若为混悬剂，进针前要摇匀药液，进针后持牢针栓，快速推药，以免药液沉淀造成堵塞或因用力过猛使药液外溢。

（4）需长期注射者，应经常更换注射部位，并用细长针头，以避免或减少硬结的发生。若一旦发生硬结，可采用理疗、热敷或外敷活血化瘀的中药如蒲公英、金黄散等。

（5）2 岁以下婴幼儿不宜在臀大肌处注射，因幼儿尚未能独立行走，其臀部肌肉一般发育不好，有可能伤及坐骨神经，应选臀中肌、臀小肌或股外侧肌处注射。

（6）两种药液同时注射又无配伍禁忌时，常采用分层注射法。当第一针药液注射完，随即拧下针筒，接上第二副注射器，并将针头拔出少许后向另一方向刺入，试抽无回血后，即可缓慢推药。

五、静脉注射法

（一）目的

（1）药物不宜口服、皮下或肌内注射时，需要迅速发生药效者。

（2）做诊断性检查，由静脉注入药物，如为肝、肾、胆囊等检查需注射造影剂或染料等。

（二）用物

注射盘、注射器（根据药量准备）、7～9 号针头或头皮针头、止血带、胶布，药液按医嘱单准备。

（三）注射部位

1.四肢浅表静脉肘部的贵要静脉、肘正中静脉、头静脉；腕部、手背及踝部或足背浅静脉等。

2.小儿头皮静脉额浅静脉、颞浅静脉等。

3.股静脉位于股三角区股鞘内，股神经和股动脉内侧。

（四）操作方法

1.四肢浅表静脉注射术

（1）评估患者的病情、合作程度、对静脉注射的认识水平和心理反应；介绍静脉注射的目的、过程，取得患者配合；评估注射部位组织状态。

（2）准备用物，并按医嘱单查对后抽好药液，放入铺有无菌巾的治疗盘内，携物品至患者处，再次核对。

（3）选静脉，在注射部位上方 6 cm 处扎止血带，止血带末端向上。皮肤常规消毒或安尔碘消毒，同时叮嘱患者手握拳，使静脉显露。备胶布 2～3 条。

（4）注射器接上头皮针头，排尽空气，在注射部位下方，绷紧静脉下端皮肤并使其固定。右手持针头使其针尖斜面向上，与皮肤呈 15°～30°，由静脉上方或侧方刺入皮下，再沿静脉走向刺入静脉，见回血后将针头与静脉的角度调整好，顺静脉走向推进 0.5～1.0cm 后固定。

（5）松止血带，嘱咐患者松拳，用胶布固定针头。若采血标本者，则止血带不放松，直接抽取血标本所需量，也不必用胶布固定。

（6）推完药液，以干棉签放于穿刺点上方，快速拔出针头后按压片刻，无出血为止。

（7）核对后安置患者取舒适卧位，整理床单位。清理用物，必要时可做记录。

2.股静脉注射术

常用于急救时加压输液、输血或采集血标本。

（1）评估、查对、备药同四肢浅表静脉注射术。

（2）患者仰卧，下肢伸直略外展（小儿应有人协助固定），局部常规消毒或安尔碘消毒皮肤，同时消毒术者左手示指和中指。

（3）于股三角区扪及股动脉搏动最明显处，予以固定。

（4）右手持注射器，排尽空气，在腹股沟韧带下一横指、股动脉搏动内侧 0.5cm 垂直或呈45°刺入，抽动活塞栓见暗红色回血，提示已进入股静脉，固定针头，根据需要推注药液或采集血标本。

（5）注射或采血完毕，拔出针头，用无菌纱布加压止血3～5 min，以防出血或形成血肿。

（6）核对后安置患者取舒适卧位，整理床单位。清理用物，必要时可做记录，血标本则及时送检。

（五）注意事项

（1）严格执行无菌操作原则，防止感染。

（2）穿刺时务必沉着，切勿乱刺。一旦出现血肿，应立即拔出，按压局部，另选它处注射。

（3）注射时应选粗直、弹性好、不易滑动而易固定的静脉，并避开关节及静脉瓣。

（4）需长期静脉给药者，为保护静脉，应有计划地由小到大，由远心端到近心端选血管进行注射。

（5）对组织有强烈刺激的药物，最好用一副等渗生理盐水注射器先行试穿，证实针头的确在血管内后，再换注射器推药。在推注过程中，应试抽有无回血，检查针梗是否仍在血管内，经常听取患者的主诉，观察局部体征，如局部疼痛、肿胀或无回血时，表示针梗脱出静脉，应立即拔出，更换部位重新注射，以免药液外溢而致组织坏死。

（6）药液推注的速度，根据患者的年龄、病情及药物的性质而定，并随时听取患者的主诉和观察患者病情变化，以便调节。

（7）股静脉穿刺时，若抽出鲜红色血，提示穿入股动脉，应立即拔出针头，压迫穿刺点5～10 min，直至无出血为止。一旦穿刺失败，切勿再穿刺，以免引起血肿，有出血倾向的患者，忌用此法。

（六）特殊患者静脉穿刺法

1.肥胖患者

静脉较深，不明显，但较固定不滑动，可摸准后再行穿刺。

2.消瘦患者

皮下脂肪少，静脉较滑动，穿刺时须固定静脉上下端。

3.水肿患者

可按静脉走向的解剖位置，用手指压迫局部，以暂时驱散皮下水分，显露静脉后再穿刺。

4.脱水患者

静脉塌陷，可局部热敷、按摩，待血管扩张显露后再穿刺。

六、动脉注射法

（一）目的

（1）采集动脉血标本。

（2）施行某些特殊检查，注入造影剂如脑血管检查。

（3）施行某些治疗，如注射抗癌药物作区域性化疗。

（4）抢救重度休克，经动脉加压输液，以迅速增加有效血容量。

（二）用物

（1）注射盘、注射器（按需准备）7～9 号针头、无菌纱布、无菌手套、药液按医嘱单准备。

（2）若采集血标本需另备标本容器、无菌软塞，必要时还需备酒精灯和火柴。一些检查或造影根据需要准备用物和药液。

（三）注射部位

选择动脉搏动最明显处穿刺。采集血标本常用桡动脉、股动脉。区域性化疗时，应根据患者治疗需要选择，一般头、面部疾病选用颈总动脉，上肢疾病选用锁骨下动脉或肱动脉，下肢疾病选用股动脉。

（四）操作方法

（1）评估患者的病情、合作程度、对动脉注射的认识水平和心理反应；介绍动脉注射的目的、过程，取得患者配合；评估注射部位组织状态。

（2）准备用物，并按医嘱单查对后抽好药液，放入铺有无菌巾的治疗盘内，携物品至患者处，再次核对。

（3）选择注射部位，协助患者取适当卧位，消毒局部皮肤，待干。

（4）戴手套或消毒左手示指和中指，在已消毒范围内摸到欲穿刺动脉的搏动最明显处，固定于两指之间。

（5）右手持注射器，在两指间垂直或与动脉走向呈40°刺入动脉，见有鲜红色回血，右手固定穿刺针的方向及深度，左手以最快的速度注入药液或采血。

（6）操作完毕，迅速拔出针头，局部加压止血5～10 min。

（7）核对后安置患者取舒适卧位，整理床单位。清理用物，必要时可做记录，如有血标本则及时送检。

（五）注意事项

（1）采血标本时，需先用1：500的肝素稀释液湿润注射器管腔。

（2）采血进行血气分析时，针头拔出后立即刺入软塞以隔绝空气，并用手搓动注射器使血液与抗凝剂混匀，避免凝血。

第三节 吸入给药法

一、雾化吸入

雾化吸入法是利用氧气或压缩空气的压力，使药液形成雾状，使患者吸入呼吸道，以达到治疗目的。

（一）目的

（1）治疗呼吸道感染，消除炎症和水肿。

（2）解除支气管痉挛。

（3）稀释痰液，帮助祛痰。

（二）作用原理

雾化吸入器是借助高速气流通过毛细管并在管口产生负压，将药液由邻近的小管吸出；所吸出的药液又被毛细管口高速的气流撞击成细小的雾滴，形成气雾喷出。

（三）用物

（1）雾化吸入器。

（2）氧气吸入装置一套（不用湿化瓶）或压缩空气机一套。

（3）药物根据医嘱单准备。

（四）操作方法

（1）评估患者的病情、自理能力、相关知识，向患者解释操作的目的、过程，取得患者配合。

（2）准备用物，将药液按医嘱单备好后注入雾化器，并根据病情需要选择口含嘴或面罩。

（3）携用物至患者床边，再次核对，教会患者使用雾化吸入器。

（4）协助患者取舒适体位并漱口，将雾化器的进气口接在氧气装置的输出管（不用湿化瓶），调节氧流量分钟 6～8L。

（5）有药液雾滴形成后，将口含嘴放入口中并紧闭口唇或将面罩罩于口鼻上并妥善固定。

（6）指导患者用嘴深而慢地吸气，用鼻呼气。持续雾化吸入直至药物吸入完毕，取下雾化器，关闭氧气。

（7）协助患者清洁口腔，取舒适卧位。

（8）清理用物，将雾化器消毒、清洁、晾干，备用。

二、超声波雾化吸入

超声波雾化吸入是应用超声波声能，将药液变成细微的气雾，随患者的吸气而进入呼吸道及肺泡。超声波雾化的特点是雾量大小可以调节、雾滴小而均匀，直径在 5 μm 以下。药液随患者深而慢的呼吸可达到终末细支气管及肺泡。

（一）目的

（1）消炎、镇咳、祛痰。

（2）解除支气管痉挛，使气道通畅，从而改善通气功能。

（3）呼吸道烧伤或胸部手术者，可预防呼吸道感染。

（4）配合人工呼吸器，湿化呼吸道或间歇雾化吸入药液。

（5）应用抗癌药物治疗肺癌。

（二）用物

超声雾化器一套、药液按医嘱单准备、蒸馏水。

（三）原理

超声波雾化器通电后超声波发生器输出高频电能，使水槽底部晶体换能器发生超声波声能，声能振动雾化罐底部的透声膜，作用于雾化罐内的液体，破坏了药液表面的张力和惯性，成为微细的雾滴，随患者吸气进入呼吸道，吸入肺泡。

（四）操作方法

（1）评估患者的病情、自理能力、相关知识，向患者解释操作的目的、过程，取得患者配合。

（2）水槽内放冷蒸馏水 250 ml，水要浸没雾化罐底部的透声膜。按医嘱单将药液放入雾化罐内，检查无漏水后放入水槽内，将水槽盖紧。根据病情需要选择口含嘴或面罩。

（3）携用物至患者处，再次核对。

（4）接通电源，开电源开关 3 min 后，再开雾化开关，根据需要调节雾量。将口含嘴放入口中并紧闭口唇，或将面罩罩于口鼻上并妥善固定，让患者深呼吸。

（5）治疗毕，先关雾化开关，再关电源开关，否则易损坏电子管。若有定时装置则到“OFF”位雾化自动停止，这时要关上电源开关。协助患者取舒适卧位。

（6）整理用物，放掉水槽内水，按要求清洗雾化罐、送风管等部件，并晾干备用。

（五）注意事项

（1）水槽内无水时切勿开机，否则会烧毁机心。

（2）连续使用时，需间歇 30 min，并更换水槽内蒸馏水，保证水温不超过 60℃。

（3）水槽底部的压电晶体片和雾化罐的透声膜，质脆且薄易破损，操作中不可用力按压，操作结束只能用纱布轻轻吸水。

第四节　滴入给药法

将药液滴入眼、耳、鼻等处，以达到局部或全身的治疗作用，或做某些诊断检查的目的。

（一）目的

（1）防治眼、鼻、耳部疾病。

（2）有关检查或术前用药，如检查眼底、鼻部手术前用药等。

（二）用物

治疗盘内按医嘱单备眼药水或眼药膏、滴鼻液或药膏、滴耳药、消毒干棉球罐、弯盘、治疗碗内置浸有消毒液的小毛巾。

（三）操作方法

（1）评估患者用药部位情况、是否存在药物使用禁忌证等。向患者解释操作目的、过程，取得患者配合。

（2）洗净双手，备齐用物携至患者处，再次核对

1）滴眼药术：①协助患者取仰卧位或坐位，头略后仰，用干棉球拭去眼分泌物、眼泪。②叮嘱患者眼向上看，左手取一干棉球置于下眼睑处，并轻轻拉下，以露出下穹隆部，右手滴一滴眼药于下穹隆部结膜囊内；涂眼药膏者，则将眼药膏挤入下穹隆部约 1 cm 左右长度，然后以旋转方式将药膏膏体离断。轻提上眼睑覆盖眼球，并嘱咐患者闭眼、转动眼球，使药物充满整个结膜囊内。③用干棉球拭去溢出的眼药水，嘱咐患者闭眼 1～2 min。

2）滴鼻药术：①叮嘱患者先排出鼻腔内分泌物，清洁鼻腔。②仰头位：适用于后组鼻窦炎或鼻炎患者，协助患者取仰卧位，肩下垫枕头垂直后仰或将头垂直后仰悬于床缘，前

鼻孔向上，手持一干棉球以手指轻轻拉开鼻尖，使鼻孔扩张，一手持药液向鼻孔滴入每侧2～3滴，棉球轻轻塞于前鼻孔。③侧头位：适用于前组鼻炎患者。卧向患侧，肩下垫枕，使头偏患侧并下垂，将药液滴入下方鼻孔2～3滴，棉球轻轻塞入前鼻孔。④为使药液分布均匀并到达鼻窦口，滴药后轻捏鼻翼或头部向两侧轻轻转动，保持仰卧或侧卧3～5 min。然后捏鼻起立。

3）滴耳药术：①协助患者侧卧，患耳向上；或坐位，头偏向一侧肩部，使患耳向上；用小棉签清洁外耳道。②手持干棉球，轻提患者耳郭（成人向后上，3岁以下小儿向后下）以拉直外耳道。③顺外耳道后壁滴入3～5滴药液，并轻提耳郭或在耳屏上加压，使气体排出，药液易流入。然后用棉球塞入外耳道口。④嘱咐患者保持原位3～5 min。

（3）观察用药后患者的情况，整理床单位，协助患者取舒适卧位。

（4）清理用物，洗手，必要时可做记录。

（四）注意事项

（1）用药前严格遵守查对制度。

（2）滴药时距离应适中，太远药液滴下时压力过大，太近容易触碰污染药液；药液不可直接滴于角膜、鼓膜上。

（3）滴眼药时，易沉淀的混悬液应充分摇匀后再用；一般先右眼后左眼，以免错滴，若左眼病较轻，则先左后右，以免交叉感染；一次用量不易太多，1滴即可，滴药后勿用力闭眼，以免药液外溢；若滴入药液有一定毒性，滴药后应用棉球压迫泪囊区2～3 min，以免药液流入泪囊和鼻腔，吸收后引起中毒反应；角膜有溃疡、眼部有外伤或眼球手术后，滴药后不可压迫眼球，也不可拉高上眼睑。

（4）滴耳药若为软化耵聍，滴药前不必清洁外耳道，每次滴药量可稍多，以不溢出外耳道为度；滴药后会出现耳部发胀不适，应向患者做好解释；两侧均有耵聍者不易同时进行滴药。

（5）若是昆虫类异物进入外耳道，可选用乙醚、酒精或油类药液，目的在于使之麻醉或窒息死亡便于取出。滴后2～3 min即可取出。

第五节　栓剂给药法

栓剂是药物与适宜基质制成的供腔道给药的固体制剂。其熔点为37℃左右，插入体腔后栓剂缓慢融化，药物经黏膜吸收后，达到局部或全身治疗的效果。

（一）目的

（1）全身或局部用药。

（2）刺激肠蠕动促进排便。

（二）用物

治疗盘内盛：消毒手套、手纸、弯盘、药栓按医嘱单。

（三）操作方法

（1）评估患者的病情、心理状态等。向患者解释操作目的、过程，取得患者配合。

（2）洗净双手，备齐用物携至患者处，再次核对。

（3）协助患者清洗肛门周围或会阴部，然后协助其屈膝左侧卧位或俯卧位，脱裤露出臀部。若为妇科用药，则屈膝仰卧露出会阴部。

（4）右手戴手套，左手用手纸分开臀部露出肛门，右手持药栓底部将尖端置入肛门6～7 cm，置入后叮嘱患者夹紧肛门，防止栓剂滑出。妇科给药者，必须看清阴道口，可利用置入器或戴手套，将栓剂以向下、向前的方向置入阴道内5 cm。置入栓剂后患者应平卧15 min。

（5）清理用物，整理床单位，协助患者取舒适卧位。

（四）注意事项

（1）尽量入睡前给药，以便药物充分吸收，并可防止药栓遇热溶解后外流。

（2）治疗妇科疾病者，经期停用。有过敏史者慎用。

（3）需多次使用栓剂而愿意自己操作者，可教会其方法，以便自行操作。

第三章　改善呼吸功能的护理技术

呼吸是人的基本需要。无论是急性突发性呼吸困难，还是慢性持续性呼吸困难，都会导致机体缺氧而危及生命和健康。护士有责任采取有效措施，掌握改善呼吸功能的护理技术，以解除患者的痛苦，满足患者的需要。

第一节　吸痰法

吸痰法（aspiration）是指经口、鼻腔、人工气道将呼吸道的分泌物吸出，以保持呼吸道通畅，预防吸入性肺炎、肺不张、窒息等并发症的一种方法。临床上主要用于年老体弱、危重、昏迷及麻醉未清醒前等各种原因引起的不能有效咳嗽排痰者。

临床有电动负压吸引器吸痰法和中心吸引装置吸痰法。下面将对这两种方法一一介绍。

一、电动负压吸引器

（一）吸引器的构造及作用原理

（1）构造：主要由马达、偏心轮、气体过滤器、压力表及安全瓶和储液瓶组成。安全瓶和储液瓶是两个容器，容量为 1000 mL，瓶塞上有 2 根玻璃管，并有橡胶管相互连接。

（2）原理：接通电源后，马达带动偏心轮，从吸气孔吸出瓶内的空气，并由排气孔排出，这样不断地循环转动，使瓶内产生负压，将痰吸出。

（二）用物

（1）电动吸引器 1 台，多头电源插板。

（2）无菌治疗盘内放有盖容器 2 个（分别盛有无菌生理盐水和消毒吸痰管数根，成年人 12～14 号，小儿 8～12 号，气管插管患者 6 号），无菌纱布，无菌止血钳或镊子，无菌持物钳置于盛有消毒液瓶内，弯盘。

（3）必要时备压舌板，开口器，拉舌钳，盛有消毒液的玻璃瓶（系于床栏）。

（三）操作方法

（1）检查吸引器各部连接是否完善，有无漏气，接通电源，打开开关，检查吸引器性能，调节负压。一般成年人吸痰负压 0.3～0.4 mmHg（0.04～0.053 kPa），小儿吸痰 0.25～0.3 mmHg（0.033～0.04 kPa），将吸痰管置于水中，试验吸引力，并冲洗皮管。

（2）将患者头部转向护士，并略有后仰，夹取纱布，吸痰管与玻璃接管另一侧连接。

（3）插入吸痰管，其顺序是由口腔前庭—颊部—咽部，将各部吸尽。如口腔吸痰有困难时，可由鼻腔插入（颅底骨折患者禁用），其顺序由鼻腔前庭—下鼻道—鼻后孔—咽部—气管（20～25 cm），将分泌物逐段吸尽。若有气管插管或气管切开时，可由插管或套管内插入，将痰液吸出。昏迷患者可用压舌板或开口器先将口启开，再行吸引。

（4）吸痰时吸痰管应自下向上，并左右旋转，以吸尽痰液，防止固定一处吸引而损伤黏膜，吸痰管取出后，吸水冲洗管内痰液，以免阻塞。

（5）吸痰中随时擦净喷出的分泌物，注意观察患者呼吸频率的改变。在吸引过程中，如患者咳嗽厉害，应稍等片刻后再行吸出。

（6）吸毕后关闭吸引器开关，弃吸痰导管于小桶内，吸引胶管玻璃接头插入床栏上盛有消毒液瓶内备用，将患者口腔周围擦净。观察吸出液的量、颜色及性状，必要时做好记录。

（四）注意事项

（1）吸痰前，检查电动吸引器性能是否良好，连接是否正确。

（2）严格执行无菌操作：需分别由鼻、口腔、气管插管或气管套管内吸痰时，应各用 1 根吸痰管，防止上呼吸道感染散播到下呼吸道。每吸痰 1 次，更换 1 次吸痰管。

（3）插管时不可带负压，即反折吸痰管，吸痰动作轻柔，不可上下提插，避免损伤呼吸道黏膜。

（4）一次吸痰时间不应超过 15s，吸引器连续使用时间不超过 3 min。

（5）痰液黏稠时，可使用蒸汽吸入，也可向气管插管或气管套管内滴入生理盐水或化痰药物，使痰稀释便于吸出。所用的吸痰管，其外径不得超过套管口径的1/2。

（6）储液瓶内的吸出液应及时倾倒，不应超过瓶的2/3，以免痰液吸入马达，损坏机器。储液瓶洗净后，应盛少量的水，以防痰液黏附于瓶底，妨碍清洗。

二、中心吸引装置

利用管道通路到达各病室床单位，替代电动吸引器，较为普遍。中心吸引装置吸痰法操作方法如下。

（一）用物

（1）壁挂式吸引器。

（2）治疗盘内放一次性带盖治疗碗3个（分别盛放试吸液、冲管液和无菌纱布），一次性PE手套，一次性吸痰管。

（二）操作方法

（1）备齐用物，携至患者床旁，检查壁挂式吸引器各管连接是否正确，吸气管和排气管是否接错。

（2）将吸引器后盖的两个挂孔对准固定在墙上的真空管路插孔挂牢，玻璃接管与吸引器导管连接。

（3）按增加的方向旋动调节手轮，仪器即可接通真空管路的负压。调节负压，一般成人吸痰负压0.3～0.4 mmHg，小儿0.25～0.3 mmHg。

（4）向患者解释，以取得配合，将患者的头侧转，面向护士，并略有后仰。戴上一次性PE手套，吸痰管与玻璃接管另一侧连接。

（5）抽吸生理盐水润滑导管前端检查是否通畅，有无漏气，左手反折导管，右手拿取导管前端缓慢插入口、鼻腔，由深部向上提拉，左右旋转，吸净痰液。每次吸痰时间不超过15s，痰多者应间隔3～5 min再吸。

（6）每次吸痰完毕，应用无菌生理盐水抽吸冲洗导管，以防导管被痰液阻塞。

（7）吸毕，关吸引管，按减少的方向把调节手柄旋转，切断瓶内及吸管的负压。

（三）注意事项

（1）吸痰前应检查吸引器效能是否良好，各种连接管连接是否严密、正确。

（2）吸痰时要严格遵守无菌操作的原则，各种无菌物、导管及无菌水均应定时更换，以防污染呼吸道。

（3）插入导管动作应轻稳，不可用力，减少导管在呼吸道黏膜上拖拉，采取间断吸引，以保护呼吸道黏膜。

（4）两次吸引之间应重新给患者吸氧，以防血氧含量过低。发现患者出现阵发性咳嗽及心律失常应立即停止吸引。

第二节　氧气吸入疗法

氧是生命活动所必需的物质，如果组织得不到足够的氧或不能充分利用氧，组织的代谢、功能，甚至形态结构都有可能发生异常改变，这一过程称为缺氧。

氧气吸入疗法（oxygen therapy）是指通过给氧，提高动脉血氧分压（PaO_2）和动脉血氧饱和度（SaO_2），增加动脉血氧含量（CaO_2），纠正各种原因造成的缺氧状态，促进组织的新陈代谢，维持机体生命活动的一种治疗方法。

一、供氧装置

现在临床常用的供氧装置是中心供氧装置。供应站总开关控制，各用氧单位配氧气表，打开流量表即可使用。此方法迅速、方便。

目前，也有一些基层医院或室外临时救护所不具备中心供氧的条件，可以选择氧气筒供氧，配备氧气压力装置表。

二、供氧方法

（1）双侧鼻导管给氧法：将双侧鼻导管插入鼻孔内约 1 cm，导管环固定稳妥即可。此法比较简单，患者感觉比较舒服，容易接受，因而是目前临床上常用的给氧方法之一。

（2）面罩法：将面罩置于患者的口、鼻部供氧，用松紧带固定，再将氧气接管连接于面罩的氧气进孔上，呼出的气体从面罩两侧孔排出。由于口、鼻部都能吸入氧气，效果较好。调节氧流量每分钟 6～8 L。可用于病情较重、氧分压明显下降者。

（3）头罩法：将患者头部置于头罩里，罩面上有多个孔，可以保持罩内一定的氧浓度、温度和湿度。头罩与颈部之间要保持适当的空隙，防止二氧化碳潴留及重复吸入。此法主要用于小儿。

（4）氧气枕法：氧气枕是一长方形橡胶枕，枕的一角有一橡胶管，上有调节器可调节氧流量，氧气枕充入氧气，接上湿化瓶即可使用。此法可用于家庭氧疗、危重患者的抢救或转运途中，以枕代替氧气装置。

三、供氧浓度

空气中的氧含量为 20.93%，为达到治疗效果，吸入氧气的浓度必须高于空气中的氧气浓度。吸氧浓度可通过以下公式换算：

吸入氧浓度%=21+4×氧流量（L/ min）

氧气用量依病情而定，给氧浓度取决于缺氧状态，用鼻导管，成人轻度缺氧者，一般氧流量每分钟 1～2L；中度缺氧者氧流量每分钟 2～4L；重度缺氧者氧流量每分钟 4～6L。对于缺氧伴有二氧化碳潴留的患者，应控制氧流量每分钟 1～2L，以改善缺氧，同时可避免二氧化碳潴留加重。对重度缺氧，不伴有二氧化碳潴留的患者，吸入氧浓度不需加以控制，通常达 35%以上。高浓度吸氧时，常用间断给氧，如持续给氧的时间超过 24h，则浓度不超过 60%为宜，以防发生氧气中毒。

四、注意事项

（1）用氧前，检查氧气装置有无漏气，是否通畅。

（2）严格遵守操作规程，注意用氧安全，切实做好“四防”，即防震、防火、防热、防油。

（3）使用氧气时，应先调节氧流量后应用。停用氧时，应先拔出导管，再关闭氧气开关。中途改变氧流量，先分离鼻导管与湿化瓶连接处，调节好氧流量再接上。以免一旦开关出错，大量氧气进入呼吸道而损伤肺部组织。

（4）用氧过程中，注意观察患者脉搏、血压、精神状态、皮肤颜色、呼吸方式等情况有无改善，衡量氧疗效果，同时可监测动脉血气分析判断疗效，根据变化及时调整用氧浓度。

（5）常用湿化液有蒸馏水。急性肺水肿用20%～30%酒精，具有降低肺泡内泡沫的表面张力，使肺泡泡沫破裂、消散，改善肺部气体交换，减轻缺氧症状的作用。

第三节　吸入疗法

一、氧气驱动雾化吸入

氧气驱动雾化吸入疗法是临床上一种较好的祛痰、消炎、局部用药手段。具有操作简单、药物直达病灶、局部病灶药物浓度高、安全性好、不良反应小等优点。

（一）原理

基本原理是利用高速氧气流通过毛细管口并在管口产生负压，将药液由相邻的管口吸出，所吸出的药液又被毛细管口高速的氧气流撞击成细小的雾滴，成气雾状喷出，随患者呼吸进入呼吸道而达到治疗的作用。

（二）目的

（1）治疗呼吸道感染，消除炎症，稀释痰液以有利于痰液的排出，治疗急、慢性呼吸道炎症。

（2）解痉平喘，改善通气功能，用于治疗哮喘。

（三）用物准备

1.必备物品

（1）雾化吸入器 1 套。

（2）吸氧装置 1 套：吸氧装置和湿化瓶（不装水）。

（3）10 mL 注射器：用于抽吸药液。

（4）药品：按医嘱单备药。

2.常用药物及其作用

（1）湿化祛痰药：如α-糜蛋白酶 2.5～5 mg 加生理盐水 10 mL 稀释后应用。

（2）支气管扩张药：如异丙肾上腺素 0.25～0.5 mg 加生理盐水 5～10 mL；0.5%非布丙醇加生理盐水 10 mL；地塞米松 2～5 mg 加生理盐水 5～10 mL。

（3）抗生素类药：常用药物有青霉素每次 5 万～10 万单位，加生理盐水 5～10 mL，注意应在皮试阴性的情况下应用；庆大霉素每次 4 万～8 万单位，加生理盐水 10 mL，以达到控制炎症的功效。

（四）操作方法

（1）按医嘱单抽取药液，用蒸馏水稀释或溶解药物在 10 mL 以内，注入雾化器的储液罐内。

（2）将雾化器储液罐与入管口旋紧连接，然后下端再与氧气装置的延长导管相连，注意连接应紧密，防止漏气。

（3）将洁净的口含嘴取出，与雾化器的吸入管口相连。

（4）调节氧气装置，储液罐有雾化液气体出现，下端无药液漏出，即雾化器安装完毕。

（五）注意事项

（1）在治疗前护士应向患者详细介绍雾化吸入疗法的意义和方法、时间、效果及如何正确地配合，以达到最佳的治疗效果。

（2）操作时先检查雾化器各部件连接是否良好，有雾气出现时再让患者吸入。初次做此治疗，应教会患者使用方法：叮嘱患者漱口以清洁口腔，协助其取舒适体位，最好采用半坐位或坐位，患者手持雾化器，用口完全含住雾化器吸嘴，紧闭口唇，用持雾化器的手堵住雾化器的开放端口，同时深吸气，可使药液充分达到支气管和肺内，吸入雾化液气后再屏气 1～2s，效果更好。

（3）吸入时间不宜过长，一般为 15～20 min，氧流量不宜过大。

（4）治疗完毕，取下雾化器，关闭氧气，清理用物，协助患者漱口。每次要将储液罐、吸入管口、口含嘴冲洗干净，消毒后再用冷开水洗净，使患者能得到更好的休息。

二、超声雾化吸入

超声波雾化器是应用超声波声能，将药液变成细微的气雾，由呼吸道吸入，达到治疗目的，其特点是雾量大小可以调节，雾滴小而均匀，药液随着深而慢的吸气被吸入终末细支气管及肺泡。又因雾化器电子部分能产热，对雾化液有加温作用，使患者吸入温暖、舒适的气雾。

（一）超声波雾化器的结构

（1）超声波发生器：通电后输出高频电能。雾化器面板上操纵调节器有电源开关、雾化开关、雾量调节旋钮、指示灯及定时器。

（2）水槽与晶体换能器：水槽盛冷蒸馏水，其底部有一晶体换能器，接收发生器输出的高频电能，将其转化为超声波声能。

（3）雾化罐（杯）与透声膜：雾化罐盛药液，其底部是一半透明的透声膜，声能可透过此膜与罐内药液作用，产生雾滴喷出。

（4）螺纹管和口含嘴（或面罩）。

（二）原理

当超声波发生器输出高频电能，使水槽底部晶体换能器转换为超声波声能，声能振动并透过雾化罐底部的透声膜，作用于雾化罐内的液体，破坏了药液的表面张力和惯性，使药液成为微细的雾滴，通过导管随患者吸气而进入呼吸道。

（三）目的

（1）消炎、镇咳、祛痰。

（2）解除支气管痉挛，使气道通畅，改善通气功能。

（3）在胸部手术前后，预防呼吸道感染。

（4）配合人工呼吸作呼吸道湿化或间歇雾化吸入药物。

（5）应用抗癌药物治疗肺癌。

（四）使用方法

（1）接上电源，雾化储液罐与雾化器连接。

（2）将待吸入的药物放入储液罐。

（3）打开雾化器上的开关，叮嘱患者深呼气至残气位，张开口腔，张口咬住喷嘴，缓慢深吸气到肺总量时可屏气 4～10 s，注意吸气时盖住储液罐上端开口，呼气时打开。

（4）持续雾化时间 10～15 min。

（五）注意事项

（1）使用前，先检查机器各部件有无松动、脱落等异常情况。机器和雾化罐编号要一致。

（2）水槽底部的晶体换能器和雾化罐底部的透声膜薄而质脆，易破碎，应轻按，不能用力过猛。

（3）水槽和雾化罐切忌加温水或热水。

（4）特殊情况需连续使用，中间需间歇 30 min。

（5）每次使用完毕，将雾化罐和“口含嘴”浸泡于消毒溶液内 60 min。

第四章　导尿与灌肠技术

排尿活动是一种受大脑皮质控制的反射活动，正常情况下是无痛、无障碍、可自主随意进行的，而在某些疾病或创伤情况下，常会出现各种排尿异常，需要运用导尿、留置导尿或膀胱冲洗等护理技术，以协助诊断、治疗疾病和预防并发症的发生。

第一节　导尿术/留置导尿管术

导尿术（catheterization）是指在严格无菌操作下，将导尿管自尿道插入膀胱，引流尿液的方法。留置导尿管术（retention catheterization）是指在导尿后，将导尿管保留在膀胱内，引流尿液的方法，以避免多次插管引起感染以及反复插管造成患者的痛苦。

一、目的

1.导尿术

（1）为尿潴留患者引流出尿液，以减轻痛苦。

（2）协助临床诊断，如留取未受污染的尿标本做细菌培养；测量膀胱容量、压力及残余尿；进行尿道或膀胱造影等。

（3）为膀胱肿瘤患者进行膀胱内化疗。

2.留置导尿管术

（1）抢救危重、休克患者时正确记录每小时尿量、测量尿比重，以密切观察患者的病情变化。

（2）盆腔脏器手术前排空膀胱，使膀胱持续保持空虚状态，避免术中误伤膀胱。

（3）某些泌尿系统疾病手术后留置导尿管，便于引流和冲洗，减轻手术切口的张力，有利于切口愈合。

（4）昏迷、瘫痪、尿失禁或会阴部有伤口的患者留置导尿管，以保持会阴部的清洁干燥。

（5）为尿失禁患者进行膀胱功能训练。

二、操作前准备

1.护士

衣帽整洁，修剪指甲、洗手、戴口罩。

2.评估患者并解释

（1）评估患者：了解患者身体状况（如病情、临床诊断、生命体征等）、导尿的目的、患者的意识状态、合作程度、心理状况、生活自理能力、膀胱充盈度及会阴部皮肤黏膜情况。根据患者的自理能力，指导清洁外阴。

（2）向患者及家属解释导尿的目的、方法、注意事项及配合要点。

3.患者准备

清洁外阴，留置普通导尿管者需剃去阴毛。

4.用物准备

（1）无菌导尿包：①外阴初步消毒包：弯盘或治疗碗 1 个，小药杯 1 个（内盛棉球 6 个），止血钳或镊子 1 把，手套 1 个（左手）。②导尿包：弯盘 1 个，导尿管 10 号、12 号各 1 根，小药杯 1 个（内盛棉球 4 个），止血钳或镊子 2 把，内有润滑油的小瓶 1 个，标本瓶 1 个，洞巾 1 个，治疗巾 1 个，小纱布 1 块。

（2）其他：治疗盘、弯盘，无菌持物镊 2 把、无菌手套 1 副，消毒溶液、消毒棉签，橡胶中单 1 条、治疗垫 1 块、浴巾 1 条，便器及便器巾，治疗车、屏风。

（3）留置导尿管术另备：型号合适的气囊导尿管 1 根、20mL 注射器 1 副、一次性无菌尿袋 1 个、橡皮筋 1 个、安全别针 1 个。使用普通导尿管者需备宽胶布、剃刀。

5.环境准备

酌情关闭门窗，保持合适的室温，屏风保护患者个人隐私。

三、操作方法

1.治疗室准备物品

洗手，准备用物，将用物置于治疗车上层，便器及便器巾置于治疗车下层。治疗车推至患者处。

2.患者准备

核对患者个人信息并给予术前解释，检查环境，保护隐私。操作者站于患者右侧，松床尾盖被，肩部保暖，垫橡胶中单和治疗巾于患者臀下，协助患者脱去对侧裤腿，盖于近侧腿上，并盖浴巾保暖。对侧腿用盖被遮盖。协助患者取仰卧屈膝位，两腿外展显露外阴。

3.打开导尿包

无菌导尿包置于患者两腿间，无菌持物镊整理无菌导尿包内的外阴消毒包和导尿包，倒氯己定溶液于外阴消毒包的小药杯内。

4.消毒、导尿

根据男、女患者尿道的解剖特点进行消毒、导尿。

（1）女患者导尿术：成人女性尿道短，长 4～5 cm，富有扩张性，直径 0.6 cm 左右，尿道外口位于阴蒂下方，呈矢状裂。

1）初步消毒：操作者左手戴手套，右手持血管钳夹取消毒液棉球消毒阴阜、大阴唇，左手分开大阴唇，依次消毒小阴唇和尿道口。消毒顺序为由外向内，自上而下，一个棉球仅限用一次。污棉球置于弯盘内。消毒后脱手套置于弯盘内，弯盘移至床尾。

2）整理用物：持物镊打开导尿包，按操作顺序摆放用物，倒消毒液于药杯内，浸湿棉球。

3）润滑导管：戴无菌手套，垫治疗巾于患者臀下，铺洞巾于会阴部，使洞巾口正对尿道口，并与导尿包包布形成一无菌区。选合适的导尿管，含有润滑油的棉球润滑导尿管前段。

4）消毒尿道口：盛消毒液棉球的小药杯置于患者大腿间外阴处。左手分开并固定小阴唇，右手持血管钳/镊子夹取消毒棉球，由内向外，自上而下依次消毒尿道口、左右小阴唇、尿道口，每个棉球仅限用 1 次。污棉球、血管钳/镊子置于床尾弯盘内。

5）导尿：左手继续固定小阴唇，无菌弯盘置于洞巾口，嘱咐患者张口呼吸，血管钳夹持导尿管对准尿道口轻轻插入 4～6 cm，见尿液后再插入 1 cm，松开左手，下移固定导尿管，将尿液引流至弯盘内。

（2）男患者导尿术：男性尿道长 18～20 cm，有 2 个弯曲，即活动的耻骨前弯和固定的耻骨下弯，有 3 个狭窄部，即尿道内口、膜部和尿道外口。

1）初步消毒：操作者左手戴手套，右手持血管钳夹取消毒液棉球依次消毒阴阜、阴茎、阴囊。左手取纱布裹住阴茎略提起，将包皮向后推，暴露尿道口，右手持血管钳夹棉球自尿道口向外向后旋转擦拭尿道口、龟头、冠状沟。一个棉球仅限用 1 次。污棉球置于弯盘内。消毒后脱手套置于弯盘内，弯盘移至床尾。

2）整理用物：持物镊打开导尿包，按操作顺序摆放用物，倒消毒液于小药杯内，浸湿棉球。

3）润滑导管：戴无菌手套，垫治疗巾于患者臀下，铺洞巾于会阴部，使洞巾口正对尿道口，并与导尿包包布形成一无菌区。选合适的导尿管（使用气囊导尿管时检查气囊完整性），用含有润滑油的棉球润滑导尿管前段。

4）消毒尿道口：盛消毒液棉球的小药杯置于患者大腿间。左手用纱布裹住阴茎并提起，使之与腹壁成 60°，将包皮向后推露出尿道口，右手血管钳夹棉球如前法消毒尿道口及龟头。每个棉球仅限用 1 次。污棉球、血管钳/镊子置于床尾弯盘内。

5）导尿：左手继续固定阴茎，无菌弯盘置于洞巾口，嘱咐患者张口呼吸，血管钳夹持导尿管前端对准尿道口轻轻插入 20～22 cm，见尿液后再插入 1～2 cm（留置导尿管者见尿液后再插入 7～10 cm），将尿液引流至弯盘内。

5.留取尿标本

如需做尿液培养，用无菌试管接取适量尿液，盖好瓶盖，连同小药杯放于治疗车上层。

6.夹管、倒尿

弯盘内尿液达 2/3 时，血管钳夹住导尿管末端，将尿液倒入便器内，再打开导尿管继续放尿。注意询问患者感觉，观察患者反应。

7.根据需要拔管或固定导尿管

（1）一次性导尿者：倒尿完毕，纱布包裹尿管，轻轻拔出导管，并擦拭尿道口，置于弯盘内，撤洞巾、治疗巾，脱手套，整理导尿包，置于治疗车下层；撤除患者臀下橡胶中单和治疗垫，放于治疗车。协助患者穿裤子，整理床单位。

（2）留置导尿管术者

1）固定导尿管：①气囊导尿管固定法：取注射器向气囊内注入液体 5～10 mL，轻拉尿管证实导尿管固定于膀胱内。②普通导尿管胶布固定法：男性患者取长 12 cm，宽 2 cm 的胶布，在一端的 1/3 处两侧各剪一小口，折叠成无胶面，制成蝶形胶布。将 2 条蝶形胶布的一端粘贴在阴茎两侧，再用两条细长胶布做大半环形固定蝶形胶布于阴茎上，开口处向上，在距离尿道口 1 cm 处用胶布环形固定蝶形胶布的折叠端与导尿管上。女性患者将 1 块宽 4 cm、长 12 cm 的胶布的一端剪成 3 条，长约胶布的 2/3，将未剪的一端贴于阴阜上，另一端 3 条的中间 1 条螺旋形粘贴于导尿管上，其余 2 条分别交叉贴在对侧大阴唇上。

2）连接集尿袋：取集尿袋连接于导尿管末端，使集尿袋位置低于膀胱高度，用橡皮筋和安全别针将集尿袋的引流管固定于床单上。注意引流管留出足够的长度，防止患者因翻身牵拉使尿管脱出。

3）撤洞巾、治疗巾，脱手套，整理导尿包，置于治疗车下层；撤除患者臀下橡胶中单和治疗垫，放于治疗车。协助患者穿裤子，整理床单位。

8.整理

清理用物，测量尿量，尿标本贴标签后送检。洗手，做记录。

四、注意事项

（1）必须执行查对制度和无菌操作技术原则。

（2）操作过程中注意保护患者隐私，注意保暖。

（3）老年女性尿道口回缩，插管时应仔细观察、辨认，避免误入阴道。如误插入阴道，应另换无菌导尿管重新插管。

（4）膀胱高度膨胀及极度虚弱的患者，第 1 次放尿不可超过 1000 mL。大量放尿可使腹腔内压急剧下降，血液大量滞留于腹腔内，导致血压下降而虚脱；膀胱内压突然降低，还可导致膀胱黏膜急剧充血，出现血尿。

（5）为避免尿道损伤和导致泌尿系统感染，护士应掌握男性和女性尿道的解剖特点。

第二节　膀胱冲洗法

膀胱冲洗（bladder irrigation）是将溶液经导尿管灌注入膀胱，再利用虹吸原理将灌入的液体引流出来的方法。

膀胱冲洗的目的：①保持留置导尿管患者尿液引流通畅；②清除膀胱内的血凝块、黏液等异物，预防感染；③治疗某些膀胱疾病，如膀胱炎、膀胱肿瘤。

膀胱冲洗的常用冲洗液：生理盐水、冲洗用水、0.02%呋喃西林、3%硼酸溶液、0.1%新霉素溶液、氯己定溶液。

一、开放式膀胱冲洗术

（一）用物

冲洗液、安尔碘、棉签、血管钳、无菌膀胱冲洗器、弯盘、一次性换药碗 2 个、纱布 2 块。无留置导尿管患者另备导尿用物。另备橡胶中单和治疗垫。

（二）操作方法

（1）在留置导尿管的基础上，铺橡胶中单和治疗垫于患者导尿管接头下方，弯盘置近旁。

（2）血管钳夹闭导尿管，分离导尿管和引流管接头，无菌纱布包裹引流管接头，防止污染。

（3）消毒导尿管口（由内自外），取膀胱冲洗器抽吸冲洗液 200～300 mL，接导尿管匀速注入膀胱。

（4）取下冲洗器，冲洗液引流至弯盘内或使用冲洗器轻轻抽吸引流。如此反复冲洗，直至流出液澄清为止。

（5）冲洗完毕，取下冲洗管，消毒导尿管口接引流袋，固定导尿管，引流袋位置低于膀胱，以利于尿液的引流。

（6）协助患者取舒适卧位，整理床单位。

（7）整理用物，洗手，记录冲洗液名称、冲洗量、引流量、引流液性质及冲洗过程中患者的反应。

（三）注意事项

（1）每次冲洗均应遵守无菌操作原则。

（2）冲洗抽吸时不宜用力过猛，以免造成黏膜损伤，吸出的液体不得再注入膀胱。

（3）冲洗时注意观察膀胱的充盈度以及患者的反应，冲洗中若患者感到剧痛等不适或引流液中有鲜血时，应停止冲洗，立即通知医生处理。

二、密闭式膀胱冲洗术

（一）用物

冲洗液、冲洗导管、安尔碘、棉签、输液架、弯盘、集尿袋。无留置导尿管患者另备导尿用物。另备橡胶中单和治疗垫。

（二）操作方法

（1）消毒冲洗液，冲洗用导管连接冲洗液，排气。

（2）连接冲洗：使用三腔气囊导尿管时冲洗导管与导尿管侧腔连接，引流袋与主腔连接；使用双腔气囊导尿管时需使用 Y 形管，一端连接导尿管，另一端连接引流管。

（3）打开冲洗管冲洗，调节滴速：双腔气囊导尿管者先夹闭引流管，开放冲洗管。患者有尿意或滴入 200～300 mL 溶液后，关闭冲洗管，开放引流管直至引流出冲洗液量。按需要反复冲洗。

（4）余下操作步骤同开放式膀胱冲洗术。

（三）注意事项

（1）严格执行无菌操作，防止医源性感染。

（2）冲洗时液面距引流管约 60 cm，以便产生一定的压力，利于液体的流入。根据引流液的颜色调节冲洗速度，一般为 80～100 滴/分，冲洗速度过快可增加患者膀胱刺激感，膀胱收缩导致冲洗液从导尿管侧溢出尿道外。如果冲洗液为药液，需在膀胱内保留 15～30 min 后再引流出体外。

（3）冲洗过程中注意观察冲洗、引流的通畅度，评估冲洗液流入量和流出量。

（4）注意观察患者的反应，若患者出现腹胀、腹痛、膀胱剧烈收缩等不适症状应减缓冲洗速度，必要时停止冲洗，立即通知医生处理。

（5）寒冷季节，冲洗液应加温至 35℃左右，以免过冷液体刺激膀胱，引起膀胱痉挛。

第三节　不保留灌肠

肠道是人体参与排便活动的重要器官，它主要起到消化、吸收、排除代谢产物的作用。当肠道发生功能或形态改变时，会导致一系列病理变化，而出现相应的临床症状，包括腹胀、腹泻、便秘等。灌肠技术（enema）是将一定量的溶液，由肛门经直肠灌入结肠，以帮助患者清洁肠道、排便、排气或由肠腔供给药物，达到确定诊断和治疗目的的方法。根据灌肠目的的不同，可分为不保留灌肠（nonretention enema）和保留灌肠（retention enema），其中，不保留灌肠又可分为大量不保留灌肠、小量不保留灌肠和清洁灌肠。此外，还有简易的肠道清洁技术，包括口服高渗溶液，如口服硫酸镁法、口服甘露醇法等，以及患者可以自行进行的简易通便术，如肥皂栓法、开塞露法等。随着科技的发展，目前临床上广泛应用先进的仪器进行肠道灌洗，如大肠水疗仪、结肠灌洗机等，同样能达到肠道清洁和治疗的目的。

一、大量不保留灌肠

（一）目的

（1）刺激肠蠕动、软化和清除粪便，驱除肠内积气，减轻腹胀。

（2）清洁肠道，为手术、检查或分娩做准备。

（3）稀释和清除肠道内的有害物质，减轻中毒。

（4）灌入低温液体，为高热患者降温。

（二）用物

（1）治疗盘内备灌肠筒 1 套、肛管 24～26 号，血管钳或调节夹、弯盘、棉签、润滑剂。

（2）卫生纸、橡胶单及治疗巾、水温计、量杯。

（3）输液架、便器及便器巾、屏风。

（三）常用溶液

（1）0.1%～0.2%肥皂液、生理盐水。

（2）液量：成年人 500～1000ml，小儿 200～500ml，1 岁以下婴幼儿 50～100ml。

（3）温度：39～41℃；降温用 28～32℃；中暑降温 4℃。

（四）操作方法

（1）备齐用物，携至患者床旁，核对患者个人信息并解释，以取得配合。嘱咐患者排尿，关闭门窗，用屏风遮挡以保护患者隐私。

（2）协助患者脱裤至腿部，取左侧卧位，两腿屈膝，臀部移至床沿。垫橡胶单及治疗巾于患者臀下，盖好盖被仅露出臀部。左侧卧位有利于液体借助重力作用从直肠流至结肠。肛门括约肌失去控制者，可取仰卧位，臀下垫便器。

（3）挂灌肠筒于输液架上，筒内液面距肛门 40～60cm，弯盘置于臀边。肛管前端涂润滑剂，并与灌肠筒连接。排出肛管内空气，用血管钳夹紧橡胶管。分开臀部露出肛门，嘱咐患者做排便动作或张口深慢呼吸，同时将肛管轻轻插入直肠内 7～10 cm，小儿插入 4～7 cm，固定肛管，松开血管钳，使溶液缓缓流入。

（4）观察灌肠筒内液面下降和患者的反应，若溶液流入受阻，可前后旋转移动肛管或挤捏肛管。患者如有便意，可将灌肠筒放低，减慢流速，并叮嘱其做深呼吸，以降低腹压，或夹闭肛管，暂停灌肠 30 秒钟，再缓慢进行。

（5）待溶液将要流完时，夹紧橡胶管，用卫生纸包裹肛管轻轻拔出放入弯盘。擦净肛门，协助患者穿裤平卧，并尽可能保留 5～10 分钟，以利于粪便软化。

（6）不能下床的患者，给予便器，将卫生纸及呼叫器放于易取处。排便后及时取出便器。

（7）整理床单，开窗通气，整理用物。

（8）观察粪便性状，并做记录，必要时留取标本送检。记录于当天体温单的排便栏内。灌肠的缩写符号为 E，0/E 表示灌肠后无排便，1/E 表示灌肠后排便 1 次，11/E 表示自行排便 1 次，灌肠后排便 1 次。

（五）注意事项

（1）灌肠溶液的温度、浓度、液量、流速（压力）要适宜，插管动作应轻而稳，有肛门疾病者应小心，以免损伤黏膜。

（2）妊娠、急腹症、消化道出血、严重心血管疾病患者禁忌灌肠。

（3）肝性脑病患者禁用肥皂液灌肠，以减少氨的产生和吸收。充血性心力衰竭和水钠潴留患者禁用生理盐水灌肠。

（4）伤寒患者灌肠时筒内液面不得高于肛门 30 cm，灌入液体量不得超过 500 ml。

（5）注意保护患者隐私；操作中随时观察病情，发现患者有脉速、面色苍白、出冷汗或剧烈腹痛、心慌、气急等症状，应立即停止，并及时与医生取得联系，给予处理。

（6）指导患者养成良好的排便习惯，多食蔬菜、水果，多饮水和加强运动。

（7）若为降温灌肠，应保留 30 分钟后排便，排便 30 分钟后测温并记录。

二、小量不保留灌肠

（一）目的

（1）软化粪便，解除便秘。

（2）排除肠道内的气体，减轻腹胀。

（二）用物

（1）治疗盘内备注洗器或小容量灌肠筒、肛管 20～22 号、止血钳、润滑剂、棉签、温开水 5～10 ml。遵医嘱准备灌肠液。

（2）弯盘、卫生纸、橡胶单、治疗巾。

（3）输液架、便器及便器巾、屏风。

（三）常用溶液

（1）“1、2、3”溶液：50%硫酸镁 30ml、甘油 60 ml、温开水 90 ml。

（2）甘油或液状石蜡加等量温开水。

（3）温度：38℃。

（四）操作方法

（1）备齐用物携至患者床旁，核对患者信息并解释。

（2）协助患者取左侧卧位，双膝屈曲，退裤至膝部，臀部移至床沿，置橡胶单及治疗巾于患者臀下。

（3）将弯盘置于患者臀边，用注洗器抽吸药液或用小容量灌肠筒代替注洗器，连接肛管，润滑肛管前端，排气夹管。

（4）用卫生纸分开患者肛门，显露肛门口，叮嘱患者做排便动作或深呼吸，将肛管轻轻插入直肠 7～10 cm。

（5）固定肛管，松开血管钳缓缓注入溶液。注毕后夹管，取下注洗器后再吸取溶液，松夹后再行灌注，如此反复直至溶液注完。若使用小容量灌肠筒，则筒内液面距肛门 30 cm，使液体缓缓流入。

（6）注入温开水 5～10 ml，抬高肛管尾端，使管内溶液全部灌入，夹管或反折肛管，用卫生纸包裹肛管，轻轻拔出，擦净肛门。

（7）协助患者取平卧位，嘱咐其尽量保留溶液 10～20 分钟再排便。

（8）余下操作步骤同大量不保留灌肠。

三、清洁灌肠

（一）目的

（1）彻底清除肠腔内粪便，为直肠、结肠检查和手术做肠道准备。

（2）协助排除体内毒素。

（二）用物

同大量不保留灌肠。

（三）常用溶液

0.1%～0.2%肥皂液、生理盐水。

（四）操作方法

反复多次使用大量不保留灌肠，首次用肥皂水，以后用生理盐水，直至排出液澄清无粪质为止。每次灌入的溶液量为500 ml，灌肠时压力要低，液面距离肛门高度不超过40 cm。

第四节　保留灌肠

一、目的

向直肠内或结肠内灌入药物，通过肠黏膜的吸收达到治疗的目的。常用于镇静、催眠、治疗肠道感染。

二、用物

同小量不保留灌肠。选用较细肛管，肛管为20号以下或用导尿管代替。

三、常用溶液

1.镇静、催眠：10%水合氯醛等。

2.肠道抗感染：2%小檗碱（黄连素）液、0.5%～1%新霉素液、5%大蒜浸液或其他抗生素溶液。

3.灌肠溶液量：不超过 200 ml。

4.温度：38℃。

四、操作方法

（1）备齐用物携至患者床旁，核对患者信息并解释。

（2）叮嘱患者先排便、排尿，以利于药液吸收。

（3）协助患者垫高臀部 10～15 cm，使药液易于保留。

（4）根据病情决定卧位：慢性细菌性痢疾病变部位多在直肠及乙状结肠，取左侧卧位；阿米巴痢疾病变多在回盲部，取右侧卧位。

（5）叮嘱患者深呼吸，轻轻插入肛管 15～20 cm，筒内液面距肛门 30 cm，按小量不保留灌肠操作方法将药液注入。

（6）药液注入完毕，拔出肛管，用卫生纸在肛门处轻轻按揉片刻，叮嘱患者卧床休息，保留灌肠溶液在 1 小时以上。

（7）整理床单位，清理用物，观察患者反应，并做好记录。

五、注意事项

（1）肠道抗感染以晚上睡眠前灌肠为宜，此时活动减少，药液易于保留吸收，达到治疗目的。

（2）排便后休息 30～60 分钟，再进行灌肠。

（3）为保留药液，减少刺激，应做到肛管细、插入深、注入药液速度慢、量少，液面距肛门不超过 30 cm。

（4）肛门、直肠、结肠等手术后的患者或排便失禁的患者均不宜做保留灌肠。

第五节　简易肠道清洁技术

一、口服高渗溶液

（一）目的

利用高渗溶液在肠道内形成高渗环境，使肠道内水分大量增加，从而软化粪便，刺激肠蠕动，加速排便，清洁肠道。适用于直肠、结肠检查和手术前肠道准备。

（二）常用溶液

甘露醇、硫酸镁。

（三）方法

1.甘露醇法

患者术前 3 日进半流质饮食，术前 1 日进流质饮食，术前 1 日下午 2：00～4：00 口服甘露醇溶液 1500 ml（20%甘露醇 500 ml+5%葡萄糖溶液 1000 ml 混匀）。一般服用 15～20 分钟，即反复自行排便。

2.硫酸镁法

患者术前 3 日进半流质饮食，每晚口服 50%硫酸镁 10～30 ml。术前 1 日进食流质饮食，术前 1 日下午 2：00～4：00 口服 25%硫酸镁 200ml（50%硫酸镁 100 ml+5%葡萄糖盐水 100 ml），然后再口服温开水 1000～1500 ml。一般口服 15～30 分钟，即可反复自行排便，2～3 小时可排便 2～5 次。

（四）注意事项

（1）密切观察患者的一般情况及反应。

（2）注意排便的次数及粪便的性状，确定是否达到清洁肠道的目的，并及时记录。

二、简易通便法

（一）目的

采用通便剂协助患者排便，是一种简便、经济、有效的方法，经过护士指导患者也可自行完成，适用于老年、体弱久病的便秘者。

（二）常用通便剂

通便剂为高渗液和润滑剂制成，具有析出水分、软化粪便和润滑肠壁、刺激肠蠕动的作用。常用的通便剂有：开塞露、甘油栓、肥皂栓。

（三）方法

1.开塞露法

开塞露由甘油或山梨醇制成，装于塑料胶壳内。使用时协助患者取左侧卧位，将开塞露顶端剪去，先挤出少量溶液润滑肛门口，叮嘱患者深呼吸，放松肛门括约肌，将开塞露的前端轻轻插入肛门后再将药液挤入直肠内，成年人用量 20 ml，小儿 10 ml。嘱咐患者平卧，保留 5～10 分钟即可排便。

2.甘油栓法

甘油栓是由甘油和明胶制成的栓剂。使用时手垫纱布或戴手套，叮嘱患者深呼吸，捏住甘油栓底部轻轻插入肛门至直肠，用示指推入 6～7 cm，并用纱布抵住，轻轻按揉，保留 5～10 分钟后排便。

3.肥皂栓法

将普通肥皂削成圆锥形（底部直径 1 cm，长 3～4 cm），使用时手垫纱布或戴手套，叮嘱患者深呼吸，将肥皂栓蘸热水后轻轻插入肛门至直肠，用示指推入 6～7 cm，并用纱布抵住，轻轻按揉，保留 5～10 分钟后排便。注意：肛门黏膜溃疡、肛裂及肛门有剧烈疼痛的患者禁用。

三、人工取便术

（一）目的

用手指插入直肠，破碎并取出嵌顿粪便的方法，常用于粪便嵌塞的患者采用灌肠等通便术无效时，以解除其痛苦。

（二）方法

协助患者取左侧卧位，双腿屈曲，臀下垫尿垫。操作者戴清洁手套，倒 1～2 ml 的 2% 利多卡因于右手示指端，插入肛门停留 5 分钟。右手示指指套涂润滑油，叮嘱患者张口呼吸，轻轻插入肛门，沿直肠壁进入直肠。手指轻轻摩擦，碾松粪块，放入便器，反复进行。取便过程中观察患者反应，如发现患者有面色苍白、出汗、疲惫等表现，暂停取便，休息片刻。取便完毕，清洗且擦干肛门及臀部，若患者病情允许还可行热水坐浴，以促进排便。

第六节 灌肠技术的研究进展

由于传统的灌肠方法存在肠道清洁不彻底、患者难以耐受等缺点，随着科技的进步，灌肠技术得到长足发展，出现了新的灌肠技术及方法，如结肠灌洗技术，并在临床上得到广泛的应用。

结肠灌洗技术是利用专门的灌洗仪器，如使用结肠灌洗机，从肛门插入一细小软管至直肠，然后注入无菌温水，对大肠进行分段冲洗。充灌时，患者平躺，维持水温为 32～37℃，压力为 375～525 mmHg（50～70 kPa），流速为每分钟 100～1300 ml，逐段清洁直肠、乙状结肠、降结肠、横结肠和升结肠，作用于整个结肠。当患者有便意时，注入的温水通过污水管排出，当排出物澄清或肠腔压力减轻后再重复充灌。通过反复向肠腔内注水和排水，可使干硬的粪便逐渐软化、松散，同时促进肠黏膜分泌黏液润滑肠道，有助于排便。由于不断注入液体，直肠内压力达到排便阈值后，刺激直肠壁的牵张感受器，产生神经冲动，上传至延髓中的排便中枢，交换信号后，发出传出神经冲动至效应器，引起降结肠、乙状结肠和直肠收缩，从而将粪便排出，这一过程与正常排便反射一致，同样是依靠结肠蠕动收缩将粪便排出，有利于帮助结肠恢复正常功能。

灌肠溶液可以根据灌肠目的的不同而有所选择，目前，临床上较常用的口服灌肠溶液有复方聚乙二醇电解质散。这是一种非渗透性的全肠灌洗液，是以聚二乙醇的多个羟基与水分子形成综合分子，使肠道内的液体保存量增多，粪便的体积增大，从而刺激排便反射，使肠蠕动增加而排出粪便，通常在 1～2 小时致腹泻，快速清洁肠道，相比于传统的口服灌肠液，其服用时间快、不良反应小。此外，还可以选用抗生素灌肠，配合治疗肠道感染，如采用诺氟沙星、复方磺胺甲恶唑片保留灌肠治疗细菌性痢疾，磷酸钠用于术前肠道准备以及针灸配合中药灌肠等，都能起到很好的临床疗效。

第五章　围术期患者的护理

手术是外科疾病的重要治疗手段，但是手术和麻醉难以回避的创伤也会加重病人的生理负担，严重的话还可能会产生并发症、后遗症等不良后果。围术期患者的护理是外科护理的主要内容，围术期护理质量直接影响到手术的效果。

第一节　概述

一、外科护理的新特点

当前，人类进入科学技术迅猛发展的新时代，新理论、新技术、新方法、新材料不断涌现，极大地推动了外科学的发展。临床外科学正在向专、深、细的方向发展，也给外科护理工作带来了许多新矛盾、新需求。

1.诊疗技术趋新

影像诊疗技术水平的极大提高，彩色超声、CT、MRI、数字减影血管造影法及各种内窥镜等已得到广泛应用，并已从单纯的诊断发展为诊疗并用的阶段。以分子免疫学、病原分子生物学等为基础的检验方法，可以通过多种途径和不同标本进行检测诊断，及早了解疾病的发生及动态变化。这些新的诊疗技术对外科护理提出了新的要求，如各种诊断前的准备、解释及护理；检验标本的采集、留取要求及送检等，都是外科护理面临的新课题。

2.微创外科优势突现

近年来，微创外科的优势突出表现在手术的途径和方法上。在手术的近期效果方面，具有手术创伤小、准确性高、安全可靠及患者术后疼痛较轻、康复快、恢复早等优点。内窥镜技术与介入治疗结合已广泛应用于临床，体外震波碎石术、X 刀、γ刀、细胞刀、高强度聚焦超声治疗、脑立体定向技术等新技术的开展，使外科手术的适应证放宽、禁忌证相对减少，特别是病人合并有高血压、心脏病或肝、肾功能不全时，在完善监护条件后，仍然可以手术。这给护理工作带来了风险和难度，要求外科护士的知识面要宽，必须掌握内科危重患者的护理知识和技术。

3.手术年龄趋高

近年来，外科手术患者中，老年病人的比例逐年提高。由于老年人各系统脏器的生理功能趋向老化，对疾病的反应和疼痛敏感性下降，主诉和体征常不典型，免疫功能下降，抵抗力降低，并存病多，尤其是心脑血管、糖尿病等慢性疾病及精神心理疾病较多，往往是身心同时患病，精神、行为伴有障碍。因此，对老年患者的护理应该进行专门的深入研究，了解老年患者的疾病特点，理解老年患者的行为特征，估计老年患者的特殊需求，研究老年患者的护理问题是外科临床护理的新课题。

4.护理范围趋广

（1）手术指征拓展，护理技术要求高：随着现代医学的不断发展，临床外科领域不断扩大，许多过去认为无法医治的疑难病，现在均可通过外科手术进行治疗。颅脑、心脏、纵隔、肝等传统的手术禁区被打开，因此，患者的病情显得复杂危重，护理技术水平也相应要求更高，外科临床护理人员应不断提高业务和技术水平。

（2）新技术、新材料应用：由于外科手术器械的更新换代，电刀、激光、冷冻、冷凝技术进入手术领域，传统的穿针、引线、切开、缝合被部分代替；外科的许多敷料、引流袋等物品都由反复性使用变为一次性使用；新药层出不穷，给药途径多样。如此种种，要求外科护理人员要不断学习掌握新知识和新业务。

（3）社会需求增加，呼唤全程护理：外科手术患者不仅需要术前维护各系统器官功能的护理，术中手术的配合、术后监护和预防并发症的护理，而且需要心理护理、康复护理等综合服务。另外，为缩短住院时间，患者入院到术前准备时间缩短，护士要及时进行术前的健康教育，术后护理和康复指导，做好出院指导和必要的随访工作。

（4）外科监护技术趋多：随着外科技术的发展，如低温技术、体外循环、长期机械通气、人工透析等技术的逐步增多，使外科监护由单一发展到集中管理患者，并步入精密监测设备与专门受训人员相结合阶段。ICU 的建立使外伤或手术后多器官功能衰竭病人的病死率大幅下降。目前除综合 ICU 外，各类外科 ICU 也相继出现，如心脏外科监护病房、神经外科监护病房等。收治病人由单一化发展到综合化、复杂化，要求护理人员知识面宽广，专业技术娴熟，还要做到一专多能。重大手术患者不仅需要得到完善的监护和术后恢复，必要时还需要给予生物医学、工程技术上的生命支持，使病人度过危及生命的不稳定阶段。

二、围术期概念

围术期（perioperative period）一词始见于 20 世纪 70 年代国外文献中，与传统的“术前准备”“术后处理”单独概念不同，它是以手术为中心，包括手术前、手术中、手术后三个阶段，并将这三个阶段的处理衔接贯穿为一整体，使患者获得最佳的手术治疗效果。1981 年第 26 版 Dor-land 的医学词典解释围术期是“从患者需手术治疗住院时起到出院时为止的期限”。1988 年 11 月，中国人民解放军第一届普通外科围术期学术会议对围术期一词作了解释：“围术期是指从确定手术治疗时起，至与这次手术有关的治疗结束为止的一段时间。”

由于围术期定义的转变，围术期处理在广度及深度上得到了延伸和扩展。从时间上围术期可划分为：①手术前期，从做出手术决定开始到患者离开病房进入手术室；②手术期，从患者进入手术室到离开手术室进入复苏室；③手术后期，从患者离开手术室进入麻醉复苏室（或术后监护病房）直至与手术相关的治疗结束。

三、围术期护理的重要性及内容

1.围术期护理的重要性

围术期护理是指从患者确定入院手术治疗时起，对患者从心理、生理、社会等整体出发，贯穿手术前、手术中、手术后直至与这次手术有关的治疗基本结束为止所实施的护理。围术期护理应遵循现代整体护理观，“以患者为中心”，正确及时评估患者出现的生理和心理问题，并采取有效的措施，其最终目标是帮助患者获得最佳的手术治疗效果以及在手术期间获得最满意的照护。随着外科手术治疗范围的扩大及治疗手段的深入，手术操作越来越复杂和精细，对围术期护理工作的要求越来越高。此外随着医疗模式的转变以及患者对护理服务需求的提高，传统的术前准备和术后护理已经不能满足现代外科护理的发展。因此，系统而完善的围术期护理在整个外科临床工作中占有十分重要的地位。

2.围术期护理的内容

从内容上来看，围术期处理必须从整体来考虑，如患者的体质和精神状态、手术方案的选择、特殊情况的处理、术后并发症的预防和处理等，有了这些才能确保手术的成功。因此，系统完善的围术期处理及护理较单独的手术技巧更为重要。

（1）手术前处理和护理：手术前处理的目的是使患者和手术组人员以最佳状态进入手术。主要包括八个方面：①诊断与确定手术后所进行的必要的进一步诊断措施；②手术方案讨论和围术期预案的制定；③患者及有关人员的心理准备；④患者机体及并存病的检查处理；⑤疾病或手术本身所需的特殊准备；⑥特殊器械或药物、血液准备；⑦抗感染用药或措施；⑧麻醉选择与麻醉前用药。

手术前护理的主要内容有四个方面：①各系统器官耐受手术的功能维护和训练；②手术局部及对应体表的准备；③护理用品准备和护理方案制定；④患者的心理准备和健康教育。

（2）手术中处理：其目的是使患者安全耐受手术，保证手术成功。主要包括4个方面：①麻醉的实施与管理；②术中监测治疗与护理；③意外情况的预防、发现与处理；④抗感染药物与其他药物的应用。

（3）手术后处理和护理：手术后处理的目的在于使患者尽早顺利康复，主要包括8个方面：①生命体征与重要脏器的功能监测与异常情况处理；②维持内稳态平衡与良好的代谢支持；③并发症的防治；④继续给予抗感染药物与措施；⑤患者体内的引流及其安置物的管理和创口的处理；⑥术后所需的特殊治疗与护理；⑦并存病的必要处理；⑧病人的心理护理。

手术后护理的主要内容有六个方面：①生命体征及重要脏器功能的监护；②原发病及并存病病情及治疗效果的护理观察；③患者生活需要的照料、协助和促进机体功能活动的恢复；④防止发生并发症的护理；⑤各种引流及导管的观察护理；⑥心理护理与健康指导。

第二节 手术前护理

手术前期包括从患者决定手术开始直至患者离开病房进入手术室的这段时间，护士在此期间扮演着重要的角色。护士应在充分评估患者的基础上，给患者以最佳的照顾和指导，提高患者手术耐受力，预防术后可能发生的并发症，确保患者以最佳的身心状态接受手术治疗。

一、术前评估

（一）一般评估

应先了解和熟悉患者的基本信息，包括病人姓名、性别、年龄、入院诊断、一般生理状况（如身高、体重、体温、血压、脉搏、呼吸等）、职业、家庭状况以及心理状态等。

（二）影响手术的健康因素评估

术前评估总的目标是为患者接受手术创造尽可能多的有利条件。在实施任何治疗前，应了解病人的健康史并进行体格检查，记录生命体征，鉴别高危病人，以利于术前给予及时的处理措施，选择最佳的手术方案，为术后与术前的比较提供依据，提高手术效果和尽可能地预防术后可能发生的并发症。评估检查时，凡对病人手术有影响的因素均应考虑，因此应从以下几个方面来评估病人的健康状态。

1.营养和体液

营养是促进术后伤口愈合、抵抗感染及预防术后并发症的重要因素。评估患者营养状态的信息有：肥胖、营养低下、体重减轻、营养不良、特定营养成分缺乏、代谢异常、药物影响等。

2.药物成瘾和酗酒

有饮酒史的病人往往存在营养不良和增加手术危险的其他系统脏器功能的问题，而且乙醇在体内代谢的时间为72小时，乙醇浓度与病人术后死亡率的高低有相关性。因此，护士应通过耐心及客观的询问才能得到病人真实的健康史。当患者过度饮酒时，机体对损伤的抵抗力下降，应尽可能延迟手术直至乙醇基本代谢完。对于急诊小手术，可选用局部麻醉、全脊髓麻醉或区域神经阻滞麻醉，必须采用全身麻醉时，在实施麻醉前，应留置胃管以防呕吐和误吸。

3.呼吸状况

是否能进行充分的气体交换是影响手术治疗的因素之一，维持良好的呼吸功能是术前准备的目标。如果患者没有肺部基础疾病或明显的临床症状，且肺部检查正常，则无须进行更为深入的术前评估。Ferguson提出对以下病人必须进行术前肺功能评估：①胸部手术；②上腹部手术；③有大量吸烟史和咳嗽病史；④肥胖；⑤年龄>70岁；⑥有呼吸系统疾病。

对于没有肺部基础疾病或临床表现的病人，病史采集和体格检查往往足以评价手术风险，肺功能检查不作为常规的术前检查。

4.心血管系统

心脏储备能力和代偿能力降低，可导致心血管系统对麻醉和手术创伤的应激代偿能力明显减弱。常用的NYHA心功能分级法对正确评定患者的心功能尚不够完善，还应结合客观指标来评定。Goldman心脏风险指数可预测心脏病患者进行非心脏手术时的危险因素。年龄>70岁，围术期心脏原因死亡危险性增加10倍；老年急诊手术，心脏并发症增加4倍。合并冠心病者应详细了解有无心绞痛史、发作情况、治疗效果；有无急性心肌梗死史、距本次手术的时间。合并高血压者应了解其高血压严重程度，血压控制情况，有无靶器官损害。重度高血压和难以控制的严重高血压并伴有靶器官损害者，围术期危险性明显增加。心血管功能检查有心电图（ECG）、Holter监测、心脏超声检查、心肌酶谱、心肌肌钙蛋白、放射性检查等。

对于年龄>60岁、肥胖、有吸烟史、家族心脏病史、糖尿病和高血压的患者，均应做心功能的评定。

5.肝肾功能

维持良好的肝肾功能，确保药物、麻醉药、代谢产物及毒素得到充分的处理和排出，是术前准备的目标。肝脏对麻醉药的生物转化非常重要，因此肝功能障碍影响麻醉药的代谢。由于急性肝脏疾病可导致手术死亡率高，因此术前应仔细评估各项肝功能指标。

术前常规肝功能检查包括谷草转氨酶、谷丙转氨酶、碱性磷酸酶、胆红素、白蛋白及凝血功能。通过常规检查，可发现某些早期或亚临床型肝炎。对于以往有肝炎病史或有肝炎高危风险者，肝炎病毒（包括甲、乙、丙型肝炎病毒）标志物的检测应作为常规检查。

肝功能状态评估临床最常用的是 Child-Pugh 肝功能分级。Child-Pagh 分级可判定肝功能的状态，预测手术的风险。A 级：各项总分≤5 分，对手术耐受良好；B 级：总分为 6～9 分，手术有一定限制，术前准备充分情况下可耐受肝叶切除等手术；C 级：总分≥10 分，无论术前准备如何，对各类手术均耐受极差，应严格限制。

由于肾脏参与麻醉药及其代谢产物的排泄，而酸碱度和新陈代谢也是麻醉管理师需要考虑的重要因素，因此当患者患有急性肾炎，急性肾功能不全伴有少尿或无尿，或其他急性肾脏疾病时，应禁忌手术，除非是挽救患者生命的紧急手术或提高肾功能的手术。

术前肾功能障碍是预测术后急性肾功能最有价值的因素。术前血尿素氮或血清肌酐增高，可初步确定具有肾功能障碍病史，或存在其他肾病。此类病例在围术期容易发生肾缺血和肾毒损害。反映肾功能的主要指标有：内生肌酐清除率、血尿素氮、血肌酐、尿比重、尿渗透压、尿酚红排泄试验等，其中以前 3 项最为重要，内生肌酐清除率、血尿素氮、血肌酐主要反应肾小球的滤过功能，而尿比重、尿渗透压、尿酚红排泄试验是检查肾小管功能的主要指标，直接反应肾脏的浓缩功能。

6.内分泌功能

糖尿病病人在手术过程中有发生低血糖和高血糖的危险。麻醉期间或术后糖类补充不足或胰岛素补给过量均可引起低血糖。高血糖会增加伤口感染的机会，因此术前监测血糖是非常重要的。应在术前 3～4 天测尿糖、尿酮体、血糖、钾、钠、氯、尿素氮、二氧化碳结合力及心电图等，通过检查对糖代谢、心肾功能有比较清楚的了解。

使用糖皮质激素治疗的患者有发生肾上腺皮质危象的危险。因此，对于那些曾使用糖皮质激素的患者，必须向麻醉医师或手术医师汇报患者的用药史，另外，检测患者是否有肾上腺功能不全的症状。

甲状腺疾病未控制的患者有发生甲状腺危象（甲状腺功能亢进引起）和呼吸衰竭（甲状腺功能减退引起）的危险。因此术前应评估患者甲状腺病史。

7.免疫功能

术前免疫功能评估的一个重要作用是确定患者是否有过敏史，包括是否为过敏体质。鉴别并记录药物过敏史和不良反应非常重要。仔细询问导致患者发生过敏反应的变应原，包括药物、输血、对照剂、橡胶和食物，并描述由这些物质引起过敏反应时患者的症状和体征。

免疫抑制通常发生在使用糖皮质激素治疗、肾移植、放射治疗、化疗以及影响免疫系统的疾病中，如获得性免疫缺陷综合征（AIDS）和白血病。当出现轻微的症状和低热时应引起重视。因为患有免疫抑制的患者非常容易发生感染，需要更严格的无菌操作。

8.用药史

用药史对患者手术和麻醉期间的给药有一定影响，而且药物间可能存在相互作用，因此应了解每位患者的用药史。应记录患者正在使用的或曾经使用过的药物，包括非处方药及中药，并与麻醉医师做好交流。

阿司匹林是内科医师或患者自己为预防心肌梗死、脑卒中和其他疾病经常使用的非处方药物，因为阿司匹林等非处方药物和其他药物及麻醉剂间有相互作用，因此询问此类药物的用药史非常重要。应将用药史记录在病历中供麻醉医师和手术医师参考。

某些普遍使用的中药如陈皮、麻黄、银杏、人参、甘草等在围术期应给予重视。因为中药与其他药物存在相互作用，因此，护士应详细地询问并记录患者使用中药情况，并告知手术医师和麻醉医师。

9.体格检查

所有患者在进入手术室前病历中应有体格检查记录，体格检查在术前或手术日进行，然后麻醉医师根据结果对其体格状态进行评分，以评估手术危险性。

10.实验室检查

术前实验室检查包括许多生理指标的测定：胸部X线片、心电图、血液检查（包括全血细胞计数、血红蛋白、尿素及电解质）、血型及交叉配血试验（根据出血可能）、神经系统检查、尿液检查、动脉血气及血氧定量测定、凝血酶原及促凝血酶原激酶时间、空腹血糖、血肌酐和尿素氮、肺功能及妊娠情况等。

二、术前准备

（一）提高手术耐受性

1.营养不良

营养不良的手术患者，其手术风险远远大于营养良好的患者，因此往往需要在手术前给予营养支持。术前纠正营养不良的重点是纠正低蛋白血症，口服高蛋白食物为最好途径；为防止补充的蛋白质作为热能被消耗，在补充蛋白质时应注意摄入足够的热量，给予高热量、高蛋白质膳食（热量每日3000 kcal，蛋白质每日150～200 g）；不能进食时可鼻饲或静脉输入。此外，还需对患者解释营养与手术的密切关系，耐心鼓励患者进食或执行营养支持，并根据患者情况及时调整饮食。

2.呼吸功能障碍

对于呼吸功能不全的患者，应在术前给予呼吸功能锻炼的指导（见本章术前指导）以及相关护理。对有吸烟习惯的患者应劝其术前戒烟1～2周，以减少呼吸道的刺激及分泌物产生。有急性呼吸道炎症者，应待治愈1～2周后再行手术。训练患者做深呼吸，教会准确咳嗽和咳痰方法（即深吸气后再咳嗽），必要时进行蒸汽或雾化吸入及使用抗生素；对慢性咳嗽患者应祛痰镇静；对常发哮喘患者术前口服地塞米松减轻支气管黏膜水肿。

3.心功能障碍

维持良好的心血管功能以满足患者围术期所需的氧供，体液和营养是术前准备的目标。包括：①改善全身状况，维持内环境稳定。②对于高血压患者，应先控制好血压再进行手术。③改善冠心病患者心肌缺血状况，调整心肌氧供需平衡。预防围术期发生心肌梗死或再梗死。有心肌梗死病史的病人，距手术时间越近，术后再梗死的发生率越高。而对于急性心肌梗死的患者，6个月内不施行择期手术，6个月以上，没有心绞痛发作在监护条件下可施行手术。④控制心力衰竭、改善心功能，处理心律失常。心力衰竭患者，最好在心力衰竭控制3～4周及以后再施行手术。

由于心血管系统疾病增加了术后并发症的发生，因此这类患者需要更细心周到的护理和照顾。有时候，应根据患者的心脏承受力调整手术方案。如当一位冠心病患者并发降结肠梗阻时，施行结肠造口术比广泛的结肠切除术更有利，因后者需要的麻醉时间长，对心功能的影响较大。

4.肝脏疾病

对于Child-Pugh肝功能分级为B级的患者，术前应积极采取措施，提高手术耐受力。对于合并急性肝炎或慢性活动性肝炎患者，择期或限期手术必须延期，接受严格的内科治疗如应用干扰素和护肝、对症治疗等。对于感染有乙型肝炎病毒的患者，应待E抗原阳性转阴性或E抗体阴性转阳性和肝功能恢复正常后方才考虑手术。阻塞性黄疸常伴细胞外液减少、急性胃黏膜病变、心肌收缩力下降和免疫抑制，术后肾功能不全、切口并发症和感染性并发症的发生率增加。其处理原则包括：①控制或预防内毒素血症，可口服胆酸钠片、抗生素、果糖等；②预防性应用抗生素和质子泵抑制药；③静脉内应用甘露醇以预防肾功能损害；④充分水化，足量输注平衡液补充细胞外液。胆总管结石所致阻塞性黄疸患者如合并肝功能不全，采取内镜下括约肌切开术和（或）鼻胆管引流术。

肝功能不全患者摄入不足、蛋白质合成障碍、血浆氨基酸谱比例失调（支链氨基酸不足）、肝糖原异生受限、必需脂肪酸缺乏时，临床上表现为明显的热量和蛋白质营养不良，应于术前给予极化液（葡萄糖、普通胰岛素和氯化钾混合液），还可静脉补充白蛋白，除纠正热量和蛋白质营养不良以外，治疗的关键是积极去除原发病因。

肝功能不全多合并凝血功能障碍，其处理包括：①维生素K1 10 mg肌内注射，每日2次；②对于肝细胞功能不良的患者，可输注新鲜冰冻血浆，以使其凝血酶原时间（PT）较正常对照延长不超过 3 秒钟；③血小板计数低于 50×10^9/L 时，可输注血小板。

5.肾脏疾病

轻、中度肾功能损害患者，经过适当的内科疗法处理，都能较好地耐受手术；重度损害者，可以经过有效的透析疗法处理，最大限度地改善肾脏功能。

6.糖尿病

术前应使糖尿病患者接受合理的治疗以保证病情稳定。具体措施包括：术前除判断一般外科危险因素外，还应正确掌握糖尿病并发症引起的主要脏器损害程度，并积极治疗糖尿病；轻症糖尿病单靠饮食疗法即可控制；饮食疗法不能控制的糖尿病应改用普通胰岛素治疗；原使用口服降糖药者，应在术前 1 日改用普通胰岛素治疗；原用长效胰岛素者，应于术前改用普通胰岛素治疗，以便调节胰岛素用量。术前糖尿病控制标准，通常使空腹血糖保持在 8.9 mmol/L 以下，24 小时尿糖定量低于 10 g，无酮症酸中毒。

严重糖尿病酸中毒或昏迷状态患者又合并消化性溃疡或出血或急性绞窄性肠梗阻时，若推迟手术可危及生命或使肠段坏死。此时需内科、外科医生密切合作，一方面积极处理酮症酸中毒，另一方面在麻醉医生配合下进行相应的抢救手术。对急性胆囊炎、急性胆管炎或胃穿孔伴有急性腹膜炎等糖尿病患者，应立即检测血清丙酮酸激酶和电解质、血糖和尿糖等，并立即静脉输入生理盐水、进行其他各项术前准备，若测定结果有严重的酮症酸中毒时，可先积极处理酮症酸中毒，手术可推迟数小时再进行。

7.肾上腺皮质功能不全

除慢性肾上腺皮质功能不足患者外，凡是正在应用激素治疗或 6～12 个月曾用过激素治疗超过 1～2 周者，肾上腺皮质功能就可能受到不同程度抑制。可在手术前 2 日开始，每日给予氢化可的松 100 mg；第 3 日即手术当日，再服用 300 mg。

皮质醇增多症，由于长期高皮质醇血症给机体的新陈代谢、免疫功能和电解质的平衡带来了严重影响，引起了一系列的病理、生理变化，因此在手术前，必须对因糖皮质激素过量对机体所造成的损害进行有效的处理和纠正，使患者的内稳态在手术前调整到最佳状态。

（二）知情同意

在非急诊手术实施前，患者需自愿签定知情同意书。签定知情同意书能避免患者在不知情的情况下手术，也保护医生免受未经许可手术的诉讼。知情同意书对患者的利益给予最大关注，包括合理用药、伦理道德以及法律准则方面的问题。护士可以指导病人签定知情同意书并作为签定现场见证人。

道德准则是知情同意书的重要内容。在签定手术知情同意书前，护士应证实患者对同意书的内容和含义已完全了解。应确认患者完全自愿接受手术，并告知患者即使已经签字仍可以随时撤销，拒绝手术。如果患者需要更多的信息才能确定是否签定同意书，护士应告知医生。此外，护士应确认患者是在没有服用精神兴奋药的情况下签定知情同意书，因为精神兴奋类药物可能会影响患者的判断和做决断的能力，此时签定的知情同意书无效。

当患者已到法定年龄且具有自主行为能力时应亲自签定同意书。当患者尚未成年、存在意识障碍或无自主能力时，可指定一名家庭成员（首选直系亲属）或法定监护人代签。对于急诊病例，手术是挽救患者生命的必要措施时，为防止更严重的损害，若本人无法签字时，应该尽量联系其家属。若无直系亲属签字，医生可以直接根据治疗需要实施手术，但必须在病历中注明进行治疗的必要性。

不应强烈要求或强制患者签知情同意书。患者有权拒绝手术，但必须用文字记录在病历中并签字，医师据此选择其他治疗方案。

（三）心理准备

1.心理应激手术

对护士来说已司空见惯，但对患者来说则充满了恐惧与焦虑。即使是经过良好准备的患者，面对手术仍会产生心理及生理上的应激反应。虽然适当的应激有利于患者对手术的适应和促进术后恢复，但如果对应激源的反应太大，则会影响病人的术后恢复。

由于手术会使患者的角色、身体完整性或生活方式产生改变，因此术前焦虑是患者的正常心理反应，而心理上的焦虑又可直接影响到患者的躯体功能。毫无疑问，面对手术，患者会产生各种各样的恐惧感：包括对未知情况的恐惧，对死亡、麻醉、疼痛以及癌症的恐惧；另外，担心术后失业、自己会给家庭增加负担及担心躯体残疾，均可增加患者的紧张感。人们会用各种方式来表达恐惧，如有些患者会反复询问相同的问题，有些会通过假装看报或看电视来窥视医务人员的行动或故意避免交谈，还有些患者会与人讨论一些生活琐碎事情。

2.心理—社会干预措施

（1）早期术前指导：尽早进行术前指导能帮助患者减轻焦虑，提前介绍手术概况、呼吸机、引流管或其他仪器设备等都可以帮助患者减轻术前焦虑。

（2）认知应对策略：认知应对策略可帮助患者消除紧张、克服焦虑、减轻恐惧和身心放松。在术前评估期间，护士应帮助患者去识别那些能减轻焦虑的应对措施。

（3）音乐疗法：除了认知应对策略，音乐疗法不失为一种简单易行、无害的减少术前患者焦虑的方法。让患者选择自己喜欢的音乐，在安静无干扰的环境下欣赏音乐。

（4）尊重精神文化信仰：精神信仰在人们应对恐惧和焦虑时起到重要作用。信念支持作用很大，对患者的文化信仰表示尊重有利于增加护患间的沟通和信任。因此，应尊重和支持每位患者的信仰。如有些患者会因自身的文化背景而羞于表达疼痛。医务人员不能对患者及家属的行为大惊小怪，要给予尊重。当患者因宗教原因而拒绝输血时，应在术前再三确认并记录，同时告知相关人员。

（5）社会支持系统：术前应评估患者的家庭及社会支持系统情况，了解对患者具有影响力和说服力的亲属或朋友，调动患者日常陪护者的情绪，为患者接受手术做好健康的心理建设和准备。

（6）有效交流：倾听是护士最重要的沟通技巧，尤其是在了解患者病史资料时。重要的信息可通过在交谈中采用交流和沟通技巧而获得。护士的从容形象、善解人意和精心护理可增强患者战胜疾病的信心。总之，护士应通过移情、倾听和指导来帮助患者减轻忧虑。

（四）胃肠道准备

1.饮食管理

术前禁食、禁水的目的是防止误吸，长时间禁食、禁水是没有必要的。现在，提倡在手术前一晚开始禁食、禁水。然而，美国麻醉协会在术前饮食管理方面给出了新的提议，该项提议针对不同年龄的患者及吃不同食物的患者，如成人在吃过油腻食物后应禁食 8 小时，进食牛奶后禁食 4 小时，大多数患者在择期手术前 2 小时允许进食少量清流质。

2.肠道准备

灌肠并不是必要的术前准备，如果施行腹部或盆腔手术，可以在术前晚给予清洁灌肠或缓泻药，也可在术晨重复进行。灌肠的目的是清洁肠道，以防损伤肠腔及防止肠内容物污染伤口。如果条件允许，可让患者如厕或使用床边马桶（而非便盆）来排出粪便。此外，给予抗生素有助于减少肠内菌群。

对于肠道手术者，传统肠道准备方法为：术前 3 天开始无渣饮食，同时口服肠道抗生素，术前晚清洁灌肠。近年来，肠道准备开始摒弃灌肠术，而采用术前 3 天开始进食半流质，术前 2 天口服肠道抗生素，同时应用中药制剂（大承气冲剂）做肠道准备。目前肠道准备的趋势为：术前 3 天开始进行肠内营养（无渣型肠内营养制剂），术前 1 天口服肠道抗生素或中药制剂，必要时施行胃肠外营养。

（五）术前指导

1.呼吸指导

呼吸训练有助于使肺最大限度地扩张，改善术前肺功能，并保证麻醉后达到理想的血氧饱和度，以预防肺部术后并发症。术前呼吸训练方法有深呼吸法、进行有效咳嗽练习以及吹气球练习法。

（1）深呼吸法：分别进行坐位练习胸式深呼吸和平卧位练习腹式呼吸。胸式深呼吸时患者半卧位，背部和肩膀部靠着枕头，吸气时双肩放松，气体由鼻吸入，然后屏住 2 秒钟左右，呼气时用口慢慢呼出，每日 2～4 次，每次 10～20 分钟，于术前 1 周开始。腹式呼吸是指吸气时膈肌顶端变平，上腹部随着气体的进入而扩大，呼气时，腹肌收缩；训练时患者平躺，手握成空心拳，轻轻地放在双侧肋缘处，也可将双手交叉放在前胸来感觉呼吸运动，随着胸廓的收缩轻轻而充分地呼气，然后通过鼻孔深吸气，使腹部上抬，肺内充满空气，屏气 5 秒钟，通过口腔慢慢呼出气体，每次做 15 次，休息后重复 5 次，术前 1 天练习两次。

（2）指导有效咳嗽练习法：坐位，身体略向前倾，此时可用双手辅助模拟按压切口两侧，就像夹板一样起到保护作用，腹式呼吸，嘴略张开，深吸气，3 次短吸气后猛地咳出；口腔张开，快速深吸气后再进行 1 次或 2 次较强的咳嗽。咳嗽的声音应由胸部震动而发出，每日 3 次，每次练习 10 次左右。向患者解释通过有效咳嗽可预防术后肺不张、肺部感染，并告知病人术后咳嗽可能会有些不舒服或疼痛，但不影响伤口愈合。

对于接受能力较差的患者如老年人和儿童等，可通过指导患者进行吹气球练习的方法来达到增加肺活量和最大通气量，从而改善肺功能的目的。具体方法为：鼓励病人一次性将气球吹到尽可能大，放松 5～10 秒钟，然后重复以上动作，每次 10～15 分钟，每日 3 次。

2.活动指导

早期活动有助于促进血液循环，防止静脉血流淤滞，改善肺功能等效果。应告知患者术后应进行早期活动，首先定时翻身，其次进行下肢运动练习，包括髋、膝关节的屈伸及足部旋转运动。

（1）指导腿部运动：半卧位，做下述简单锻炼以增加血液循环：①膝盖弯曲，抬高下肢保持几秒钟，然后伸直、放低；②每条腿做 5 次，另一条腿重复；③然后脚做环行运动，向内、向外再向内；④重复做 5 次。

（2）指导翻身：①翻身时上面的腿弯曲，用枕头支撑；②抓住对侧床栏，以同样的方法翻向另一边；③翻身时锻炼腹式呼吸和咳嗽。

3.镇痛指导

镇痛方法有患者自控镇痛泵（PCA）、硬膜外置管给药镇痛及患者自控硬膜外镇痛（PCEA）。术前应与患者一起讨论其自愿选择的镇痛方法。指导病人使用痛尺评估疼痛程度，以利于术后有效止痛。

（六）术前用药

术前用药目的是减轻患者焦虑，镇静催眠，提高痛阈，与麻醉药物产生协同作用，防止恶心呕吐，抵抗自主神经反射，减少麻醉药用量，减少呼吸道及胃肠道分泌作用。

临床常用的术前用药为：①苯二氮䓬类：咪达唑仑、地西泮及劳拉西泮片，用于减轻焦虑、镇静镇痛和催眠；②麻醉药：哌替啶、芬太尼及吗啡，减轻术前不适；③H_2受体阻滞药：西咪替丁、法莫替丁及雷尼替丁，用于抑制胃酸分泌；④抗酸药：枸橼酸钠，用于增加胃的pH；⑤止吐药：甲氧氯普胺、氟哌利多，用于促进胃排空，减少恶心呕吐；⑥抗胆碱药：阿托品、格隆溴铵及东莨菪碱，用于减少口腔及呼吸道分泌物，镇静及防止心动过缓。另外包括抗生素、肝素、眼药水和一些处方用药。

给药方式包括口服、静脉注射、皮下注射和肌内注射。口服药必须在患者进入手术室前60～90分钟给予，且只能饮少量水送服。肌内、皮下注射在患者进入手术室30～60分钟（至少为20分钟）前进行。静脉给药通常在患者一到手术室就进行。告知患者给予的药物有助于放松，当睡意出现时意识并未丧失。在病历中记录所用药物。

（七）皮肤准备

术前皮肤准备的目标是在不伤害皮肤的情况下减少细菌。传统的剃毛备皮只是简单地剃除表面毛发，无助于清除细菌，反而更容易损伤手术野皮肤，破坏皮肤完整性，使细菌易于侵入定植生长。不剃毛备皮是指除彻底清洁手术区域皮肤外不剔除毛发，或仅对手术切口区域可能影响手术操作的毛发如较长的汗毛、阴毛、腋毛等予以剃除或剪除。当必须剃毛时，应尽量缩短备皮与手术的间隔时间，目前常规要求在术前2小时内备皮。

如果不是急诊手术，应指导病人在术前数天用具有去污和杀菌作用的洗浴用品清洁皮肤。必须去除毛发，用电动剃毛器比较安全。

（八）手术当日护理

1.着装

多数医疗机构要求患者仅穿病员服，不穿任何内衣。告知患者不可化妆、涂指甲油，以免影响术中对皮肤颜色的观察及血氧饱和度的监测。患者的贵重物品应交给家属保管或上锁。所有假体包括义齿、眼镜及隐形眼镜等必须取走以防遗失和损伤患者。

2.泌尿系统

准备应叮嘱患者排空膀胱，术前排空膀胱有利于防止患者麻醉后无意识的排尿，也可避免术中损伤膀胱，减少术后尿潴留的发生。若所行手术的部位邻近膀胱，如妇科手术，手术前应给予留置导尿管。

3.术前用药

仔细检查术前医嘱单是否完全执行，明确手术当天应给予患者的药物。必要时手术当天针对性给予心血管药、抗高血压药及治疗哮喘药。

4.文书准备

打印术前医嘱单，确认未遗漏任何治疗和操作。在术前用药前，应确认所有术前医嘱、操作及医疗文书均已完成。检查手术知情同意书是否签字、病历中是否有实验室检查资料、体格检查报告、术前指导内容、基本生命体征及相关护理记录。根据医院要求，给患者佩戴“手腕识别带”，书写“手术患者交接核查表”。

5.转移至手术室

麻醉前 30～60 分钟用床或平车将患者转移至手术室。平车应尽量舒适，并配备有足够保暖的被褥，以防患者在空调间受凉，并给患者一个小枕头。转运期间患者的安全应放在首位，必须仔细核对确认患者为拟行手术的患者，一旦发现有错，应立即改正。在术前应始终有人陪护在患者身边，以确保患者的安全。

三、手术后床单位准备

患者去手术室后，护士应根据不同手术和麻醉的要求铺设麻醉床。胃肠手术患者还应备胃肠减压装置，开胸手术患者应备胸腔引流装置，矫形外科手术患者应备硬板床，做牵引的患者应备牵引架、牵引绳和重锤等。病室内应有输液架、吸引器、吸氧装置、急救车、急救用品，常用急救药都应准备齐全。

第三节　手术后护理

一、术后早期护理

（一）复苏期护理

手术操作结束，患者从麻醉中复苏的阶段为复苏期，复苏以血压平稳、呼吸良好、意识清醒为标志。对于麻醉尚未完全清醒患者，随时有发生窒息、意外损伤、出血和休克的可能，护士应严密守护至患者清醒能准确回答问题为止。在综合性医院内，手术后患者均应直接送到麻醉复苏室，室内应配有专门的复苏护士。复苏室内应备有辅助呼吸器具（气管切开包、气管插管包、呼吸机、吸引器），维持循环器具（动静脉切开包、输血用品），心脏复苏器具（按压板、除颤器、起搏器），心电监护仪，各种急救药品，外科换药引流装置。

患者进入复苏室，护士应全面检查患者的一般情况、生命体征、手术名称、术中情况、疾病护理、引流物种类和情况、切口部位及变化，预计可能出现的并发症等，做到心中有数。在复苏期间，除按医嘱每15～30分钟观察患者的意识、活动、呼吸、循环、皮肤色泽1次并准确记录；还要主动地注意观察保持患者呼吸道通畅，防止呕吐物误吸，及时吸除呼吸道分泌物；遇到舌后坠，应将下颌部向前向上托起；出现烦躁、发绀、呼吸困难应尽快找出原因，对症处理。麻醉清醒前患者常有躁动，应适当加以约束或加护栏保护，严防引流管脱出或敷料被拉扯等情况发生。可通过观察病人的瞳孔、神经反射、脉搏、呼吸等来估计麻醉深度；如瞳孔小、浅反射消失、脉搏慢、呼吸深而均匀，表示麻醉程度尚深，短时间内不会苏醒；反之，瞳孔放大或正常，睫反射存在，眼球转动灵活，脉搏略速，呼吸浅、速且不规则，表示患者即将苏醒。此时，护士应警惕患者坠床，冬季患者复苏期要注意保暖。

复苏观察室是手术患者麻醉后复苏短时间内留治观察场所。患者出复苏观察室的标准包括：①患者恢复知觉和定向力；②气道通畅，无呕吐和误吸的危险；③呼吸循环功能已稳定。若患者术后生理功能较长时间不稳定或出现严重并发症，应转入ICU继续监护治疗。

（二）搬运

搬运术后患者需十分谨慎，应至少有5人参与。头部一般有麻醉医师扶持，如为颈椎手术应由骨科专科医师扶持头部，每边应视患者情况1～3人。搬运时应将两侧床单或毛毯卷曲，然后抬两侧。动作轻稳，步调一致，尽量减少震动，头部托住不使前屈、过伸和摇摆，避免因体位改变引起病情变化。

应随时注意切口情况，绝大多数切口能对抗一定的张力，但应尽量避免增加切口张力，移动患者时应缓慢而仔细，不宜压迫手术部位。注意保护输液肢体，保护和固定引流管，勿使其牵拉或滑脱。尤其注意骨科脊柱、关节手术后患者必须有手术医师把握搬运体位，必要时用床单或大单协助搬运以保持稳定；胸腔闭式引流管注意用两把止血钳对夹以防脱落产生气胸。一旦患者被放到床上，应立即加盖轻质的毯子以保暖，同时架床栏以防患者坠床。

（三）术后交接

接病人的护士应根据“手术患者交接核查表”确认患者手术相关信息，同时与麻醉医师交接，交接内容包括：诊断和已实施的手术方式；相关用药史及过敏史；病人年龄，一般情况及生命体征；术中麻醉药及其他药物的使用情况（如阿片类及其他麻醉药、肌松药、抗生素）；影响术后护理的术中意外（如大出血、休克、心搏骤停）；病理结果（如果是恶性的，护士应了解患者是否已知晓）；液体给予情况，评估失血及需补充液体的量；所有导管、引流管、导尿管及其他辅助管道；外科医生及麻醉医生的特殊交代（如血压或心率应控制在何种水平）。

（四）体位

一般根据麻醉或手术的性质、部位，按医嘱单安置手术后体位。按照麻醉方式，全麻未清醒者，为防止舌后坠和误吸，一般取平卧位，头偏向一侧；腰麻、硬膜外麻醉，术后需去枕平卧6小时，避免脑脊液从蛛网膜下隙针眼漏出，致脑脊液压力降低引起头痛。患者清醒后，无特殊禁忌，一般采取斜坡卧位。

1.颅脑手术

如术后昏迷或全麻作用尚未完全消失，应采取侧卧位，将患者头和颈偏向健一侧，便于口腔内分泌物流出，保证气道通畅。如病情稳定，保护性反射恢复，可抬高床头 15°～30°有助于颅内压降低。但对幕上或幕下一侧巨大肿瘤切除后的患者，力求头的患侧保持在上方 24 小时，并待数小时后再把头部抬高。

2.脊髓手术

术后平卧 2～3 小时，清醒后再变换体位。

3.颈部较大手术

患者清醒后，如血压平稳，采取低半斜坡卧位，头部抬高 30°～45°，以改善静脉回流，减少血肿形成，保证气道通畅。

4.乳腺手术

特别是乳癌根治术后，患者清醒后取斜坡卧位，并抬高术侧上肢，以利于静脉血回流。

5.胸腔手术

一般取仰卧位，头偏向一侧。仰卧位能防止对胸部扩张的限制，减少通气不足的危险，并可避免腹内脏器上顶膈肌，压迫纵隔。待病人各种反射恢复，生命体征平稳后，把头部抬高 30°～45°，加强肺的膨胀和利于胸管引流。特殊术后 24～48 小时，可遵循以下准则：肺叶、肺段或肺组织楔形切除后，为了使术侧剩余肺能充分膨胀，患者可卧于非手术侧，但全肺切除的患者，应术侧向下。一般不主张全侧位，应采用仰卧位或 1/4 侧卧位。胸骨正中切开者，术后取仰卧位最舒适。

6.心血管手术

术后病情稳定，麻醉基本消失时可将患者置于半斜坡卧位。

7.腹部手术

患者清醒后取半斜坡位或中凹卧位，以减轻腹部缝线的张力，同时利于呼吸。

8.泌尿系统手术

术后体位与一般外科手术相同，但某些特殊手术，如嗜铬细胞瘤术后患者，需平卧 24～

48 小时，在此期间不可随便改变体位。肾固定术及肾部分切除术后患者宜平卧 7～14 日。

9.整形外科手术

某些整形外科手术后，须注意患肢制动和抬高（15°～20°），要注意减轻缝合皮管的张力，改变体位时，防止皮瓣蒂部受压。

（五）早期监护

为了保证术后患者顺利康复，应根据患者病情需要，实施监测，随时了解患者病情的动态变化。简单手术或健康状况良好的患者，可以少用或不用复杂的和有创性的监测，对重大疑难手术，心、肺、肾功能减退的患者术后应加强监测。

1.心电监测

任何术前有心功能不全的患者，术后均应采取床旁连续 24～48 小时的心电监测，待病情稳定后再改为间隙性监测。

术后 24 小时内心率变化较大，理想的心率在 80～100 次/分。如超过 130 次/分或低于 60 次/分，则可能影响血流动力学。术后心率增快常见原因有血容量不足或存在出血、低钾血、心功能不全，高热、药物作用或其他原因引起的缺氧和疼痛等。心率减慢常见原因为异搏心律、电解质紊乱及传导阻滞等。心律失常在术后 3 日内较常见，常见原因有：①低钾血症或其他电解质紊乱；②心肌缺血、缺氧；③代谢紊乱；④药物作用。

2.动脉压监测

动脉压监测有直接测压及间接测压两种，若患者病情不稳，应施行有创动脉压持续监测，待病人病情稳定后再改用间接测压法。

若患者术后一般情况良好，也应每 15 分钟测血压 1 次，如病情稳定，改为 1～2 小时测血压 1 次，连续观察 24 小时。一般术后 6～8 小时，患者血压波动较大，常因血容量不足所致。8 小时后，除非有明确的出血，要考虑心功能或呼吸功能问题以及可能导致心肺功能减退的各种因素。术后低血压常见原因有：①血容量不足，术后早期或有出血的患者；②心功能不全、心肌损害或心脏压塞等；③代谢性酸中毒；④缺氧。

术后对血压的要求依患者和病情不同而异，一般要求达到术前的 90%。对于术前高血压的患者，术后的血压也应保持较高才能保持一定的肾小球滤过压，从而维持尿量。

3.呼吸功能监测

呼吸功能监测主要包括呼吸监测、呼吸机使用的监测以及血气分析。呼吸监测主要是对呼吸频率、幅度及呼吸状态的监测，呼吸机使用的监测有潮气量、气道压力、吸入氧浓度以及 SpO_2 的监测。动脉血气分析可以直接测定 PaO_2 和 $PaCO_2$，更直观地监测肺功能及动脉血氧合情况。

术后除有并发症外，呼吸频率应为12～30次/分。若术后呼吸频率超过30次/分，常见原因为：①切口疼痛；②呼吸道不畅（分泌物潴留或部分肺不张）；③肺部炎症；④肺功能不全；⑤过度的治疗操作，如吸痰时间过长，次数过多；⑥呼吸机频率调节不当；⑦输液过多，引起间质性肺水肿；⑧存在血、气胸，引起肺容量减少等。若术后呼吸频率低于12次/分，常见原因为：①呼吸性碱中毒；②药物抑制，如吗啡等；③神经系统并发症。

4.尿的监测

定时监测尿量、尿比重与pH。通过留置导尿管收集尿量，可以每小时测定1次尿量，来了解肾脏灌注情况。

术后正常尿比重为1.010～1.020，测量尿比重的用具有两种：传统玻璃浮计及新型电子尿比重测量计。传统玻璃浮计测量尿比重时要注意：①选用盛尿的玻璃管不宜太细，保证比重计和容器壁不能相贴；②尿量不能过少，以比重计漂离容器底1 cm以上为宜；③眼睛平看，要与尿液平面及比重计的刻度对齐。新型电子尿比重测量计只需1滴尿，即可快速而准确地得出尿比重，并能自动进行温度补偿。

5.体温监测

术后24小时应每2～4小时测量体温1次，此后每6小时测1次，直至体温正常连续1周，改为每日2次。全麻术后复苏期患者体温可能较低，此时应注意保暖。复苏期后患者体温应逐渐回升，由于手术及创伤应激，有时术后体温高达38.5℃，仍可为术后反应，但48小时后若仍不下降，则提示感染或其他不良反应存在。术后体温过高或过低均对机体不利，应及时查明原因，予以处理。

6.神经肌肉阻滞监测

在全身麻醉和术后必须监测神经肌肉功能恢复程度，其传统监测方法有：①测定随意肌的肌力，如抬头、握力、睁眼、伸舌；②间接测定呼吸运动如潮气量、肺活量、分钟通气量、吸气产生最大负压；③X 线下观察横膈活动等。

7.中枢神经系统监测

最常用的方法是意识、各项反射、瞳孔大小及对光反射的监测。意识按照程度分级可分为清醒、模糊、嗜睡、昏睡、浅昏迷及深昏迷。但是对于全麻术后患者，在无中枢神经等器质性改变的情况下，仍有其他意识状态，如谵妄、烦躁等，应根据患者具体情况以及各种深、浅反射及瞳孔大小的监测来准确判断患者的意识。一般来说，由于麻醉药物尚未完全代谢而未清醒的患者，其各项反射以及瞳孔大小应均正常。

二、术后饮食与输液

手术和麻醉方式直接影响患者胃肠活动的恢复，而恢复饮食应根据患者的情况逐渐进行。对于非胃肠道手术患者，清醒后可以尝试少量饮水，如无不良反应，可逐渐增量。次日可给予流质饮食，冷液体应比冰水和热茶更容易接受。软食应在清流质饮食后逐渐给予，患者进软食后，无不适则可改进普食。

术后禁食、水以及逐渐恢复饮食的时间应在落实过程中不断调整。对胃肠道手术患者，传统的饮食恢复步骤即每次增加 30 ml，对于保护已麻痹的肠道吻合口无太大的意义。最近研究显示，在胃肠道手术后 24 小时给予肠内营养可以接受，完全禁食是毫无意义的。一旦恶心和呕吐得到控制，患者又完全清醒，越早恢复正常饮食，胃肠功能恢复就越快。进食可刺激产生消化液，促进胃肠功能恢复和肠蠕动。

充分的营养是术后恢复的基础。术后营养不良会导致切口延迟愈合、压疮和机体免疫力降低。因此，术后尽早恢复正常的营养摄入。对于大多数非胃肠道手术和无手术并发症的患者，术后可立即恢复正常饮食。但是对于那些严格限制饮食或绝对禁食的患者，则应通过肠内、肠外两种方式加强营养支撑。

手术后禁食期间，需由静脉输液来供给水电解质和营养成分。补充液体的性质、量和速度应根据患者水和电解质的丢失量和需要量进行调节。

三、术后活动与起床

无论患者在术后早期能否下床活动，均可通过床上活动以增加血液循环。床上活动方式有：手臂运动（全关节范围活动，尤其是肩关节的外展和外旋运动）；手及关节运动；足部运动（防止深静脉血栓，足下垂和脚趾畸形，同时有利于维持循环）；下肢屈曲和抬高（为步行做准备）；腹部及臀部运动。

应鼓励患者尽早下床活动。早期步行能减少术后并发症的发生，如肺不张、坠积性肺炎、胃肠功能紊乱和循环系统紊乱，能增加肺的通气量，减少气管内分泌物在肺内的滞留，同时能增加肠蠕动和肠鸣音，减少术后腹胀的发生。早期步行还可增加四肢血液循环，防止血液淤滞，从而减少血栓性静脉炎的发生或静脉血栓的形成。

术后帮助患者逐渐增加活动量是护士的重要的职责。为了帮助患者在术后早期下床活动，护士可采取以下措施：①摇高床头，帮助患者从平卧位逐渐到坐位直到眩晕消失。②让患者坐在床边，两腿下垂并运动。③帮助患者在床边站立。一旦患者适应站立，就可以开始行走。护士可在一旁给予搀扶和鼓励。活动量以患者不感到疲倦为宜。首次步行的距离应随手术方式和患者身体状况及年龄的不同而异。患者第 1 次下床活动时应注意是否发生直立性低血压（又称体位性低血压），它通常发生在术后患者血容量和卧位有改变时，其症状和体征为患者收缩压下降 20 mmHg 或舒张压下降 10 mmHg，主诉软弱无力、眩晕或发生昏倒。老年患者由于继发性血管紧张度改变，易发直立性低血压。护士可通过评估患者眩晕感和首次仰卧位、坐位、站立位及站立 2～3 分钟的血压来检验是否可能会发生直立性低血压。逐渐改变体位可增加循环系统适应时间。如果患者感觉眩晕，应让其平卧，几个小时后再下床。

为确保出院后安全，患者需要能够步行一定的距离（房间的长度），能独立上床和下床，能独立如厕。先尽量让患者自己做，做不到时护士再给予协助。患者和护士可一起制订定活动计划表，包括在房间和走廊走动。评估患者活动前、活动中及活动后生命体征，帮助患者决定增加活动的速度。

四、切口护理

手术部位的评估包括检查切口的愈合情况及邻近部位缝合的完整性，有无发红、变色、温度改变、肿胀、触痛及引流变化。同时，还应观察切口周围有无胶布过敏或绷带固定引起的损伤。外科手术切口的愈合经历需要三个阶段：炎症期、增生期、成熟期。切口不同愈合机制也不同，有一期愈合、二期愈合和三期愈合。

（一）缝线拆除

缝线的拆除时间，通常根据切口部位、局部血液供应情况及患者年龄、营养状况来决定。一般头、面、颈部术后4～5日拆线，下腹部、会阴部术后6～7日，胸部、上腹部、背部、臀部术后7～9日，四肢术后10～12日（近关节处可延长一些），减张缝线术后14日。有时可先采用间隔拆线。青少年患者可缩短拆线时间，年老、营养不良、糖尿病患者可延迟拆线时间。

拆线时，先将切口用2%安尔碘消毒2遍，用镊子轻轻提起线头，用剪刀轻压皮肤，使埋于皮下的缝线暴露一小段，在该处剪断，朝合拢切口的方向迅速拉出缝线，全部缝线拆除完毕后，再用安尔碘棉球消毒，覆盖无菌纱布，再用胶布固定。

（二）切口愈合记录

初期完全缝合的切口可分为3类：①清洁切口。用“I”表示，是指缝合的无菌切口，如甲状腺大部切除术、乳腺癌根治术等；②可能污染切口。用“II”表示，是指手术时可能带有污染的缝合切口，如胃大部切除术等。皮肤不容易彻底灭菌的部位，6小时以内的切口经过清创术缝合，新缝合的切口又再度切开者，都属此类；③污染切口。用“III”表示。邻近感染区或组织直接暴露于感染物的切口，如阑尾切除术、肠梗阻坏死的切除手术等。

切口的愈合也分为三级：①甲级愈合，用“甲”字代表。是指愈合优良，没有不良反应的初期愈合。②乙级愈合，用“乙”字代表。是指愈合处有炎症反应，如红肿、硬结、血肿、积液等，但未化脓。③丙级愈合，用“丙”字代表。是指切口化脓，需要另行切开引流等处理。

按上述分类分级的方法，应于患者手术后密切观察切口愈合情况并做出记录。如甲状腺大部切除术后愈合优良，则记为“I/甲”；胃大部切除术后切口血肿，则记为“II/乙”。余类以此后推。

（三）切口换药

术后更换敷料通常由外科医师来执行，但护士也应了解配合换药的相关知识。在选择切口敷料时应考虑如下因素：①为切口愈合提供适当的环境；②吸收引流液；③覆盖或固定切口；④保护切口同时避免新生的上皮组织受到机械损伤；⑤保护切口，防止细菌感染，避免受粪、尿、呕吐物污染；⑥加压包扎，促进止血；⑦提高患者生理与心理上的舒适感。

换药前应向患者做好解释，并告知换药只是有轻微不适的简单操作。注意换药的时间（如不在吃饭或有探视者在场时换药），保护患者隐私，不应将患者完全暴露。护士应避免在患者面前谈及切口瘢痕，以免给患者带来负面影响，应告之切口会不断缩小和褪色。

换药前后应洗手、戴手套。揭胶布或敷料的黏着部分时应与皮肤表面平行，并向毛发生长的方向拉去，而不是呈直角拉。用乙醇或非刺激性溶剂擦拭胶布印或污迹可以达到无痛且快速擦除的效果。取下旧敷料并丢弃在指定的医疗废弃物垃圾桶内。要注意未戴手套时，手不要接触敷料，因为有传播病原微生物的危险。如果患者对胶布过敏，则可用抗过敏的胶布以固定敷料。使用胶布的正确方法是先从敷料的中间固定胶带，然后再固定两边，从中间向两边均匀拉紧。而错误的方法是先固定一边，然后拉紧跨过敷料固定另一边。这种方法可使皮肤受到持续强烈的牵拉，产生剪切效应，导致表皮层向侧方滑动并与深层皮肤分离。有些切口在换药后开始水肿，使胶布固定的皮肤产生相当的张力。如果胶布固定牢固无伸张力，伸展的绷带就会对皮肤产生剪切损伤，导致局部脱毛或产生水疱。在活动度大的部位或其他需要对抗压力的部位可以采用弹性绷带固定。

五、引流管护理

引流是指在缝合切口前放置的起到吸引作用的开放或闭合引流。引流的目的是引出可成为细菌生长温床的血液和渗液。在负压吸引中，持续的小负压可增强引流效果并使皮瓣与深部组织紧贴，以消除无效腔。

在术后恢复过程中，出血的危险将逐步减少，但是在引流部位，仍可能发生。因此，应密切观察和记录引流的性状和量。换药时如发现切口周围有渗液和有异味则提示有并发症发生，将延迟切口愈合。拔掉引流管后若有大量的引流液或渗液从切口处流出，则提示在深部组织或体腔有瘘道或窦道存在。本来无血性引流液的切口部位若有血性液体引出则提示切口裂开。

虽然引流管能增加感染机会，但是在肠或胆道术后常规应放置引流管。引流系统可分为开放引流和闭合引流。

开放引流是被动引流，是依赖体位和重力引出分泌物。通常用于浅表组织的脓肿、瘘道或窦道，引流脓液和血液，这种引流通常用敷料覆盖，如有必要，也可以接引流袋。引流管可用缝线固定在皮肤上，在引流管未缝合固定在皮肤上时可采用大的无菌安全别针固定引流管，防止其回纳入体内。对开放引流需要保持高度的警惕，注意减少或避免渗液腐蚀皮肤而造成皮肤坏死。另外，勤洗手，注意无菌操作，避免交叉感染。

闭合引流为通过皮肤置入体内的引流管以达到引流的目的。该引流管的头端放置在有或潜在有分泌物的部位（如吻合口），或由于切除了部分组织或器官而留下的容易集聚渗液的空腔部位（如乳腺癌切除术），引流管末端与引流袋相连。闭合引流有许多优点，不仅能减少引流管及引流部位的感染，而且有助于护士记录引流液的量及性状。如果没有特殊禁忌，告知病人引流管不会影响其步行和床上活动。

虽然切口引流的类型及功能不同，但其管理原则有相似性，例如：监测引流状况，避免引流管打折；确保引流管在位通畅，无回缩或移位；确定引流管的孔在切口最低位，以保证有效引流；观察、测量和记录引流的量、黏稠度、气味及有无疼痛，一旦患者主诉疼痛应报告医师；严格无菌操作；向患者解释并鼓励活动；一旦达到引流目标即可拔除引流管，或停止引流一段时间后无不适即可拔除引流管；在拔管前应让患者有所准备并适当应用镇痛药。

六、手术后常见不适及护理

（一）疼痛

几乎所有患者在术后都要经历疼痛，许多因素包括应激、情感、认知和情绪等都会影响患者的疼痛体验。术后患者疼痛的严重程度和患者对疼痛的耐受程度与切口部位、手术过程、手术创伤、麻醉药种类和镇痛药物管理都有联系。术前准备（包括给予肯定的信息和心理支持）是减轻患者焦虑、忧虑以及术后疼痛的重要因素。

疼痛和术后并发症之间有确定的内在联系。强烈的疼痛会导致紧张，并影响循环和免疫系统。当疼痛被传导时，肌张力增加，局部血管收缩导致缺血，而缺血进一步加重疼痛。当疼痛脉冲到达中枢神经系统时，交感神经被激活，心肌需氧和耗氧增加。研究显示当疼痛患者缺乏有效镇痛时，发生心功能不全是其他人的 3 倍以上，而感染的发生率在 5 倍以上。下丘脑的应激反应也会增加血黏度和血小板的聚集，导致静脉血栓形成和肺栓塞。

医生经常采用不同的药物和剂量来控制不同程度的疼痛。护士应参与讨论并为患者提供药物镇痛，同时评估给药的效果，在给药后 30 分钟进行评价，对采取自控镇痛的患者也应进行效果评价。

1.阿片类止痛药

大约有 1/3 的患者主诉重度痛，1/3 的患者中度痛，1/3 的患者轻度痛或无痛。统计结果并不表示最后一类主诉无痛的患者真正无痛。阿片类止痛药是术后常用的镇痛和减轻焦虑的药物。预防性给药比需要时给药更能有效缓解疼痛，即间断性给予镇痛药，而非等到患者疼痛严重或无法忍受时才给药。许多患者（包括一些医务工作者）过分担心镇痛药成瘾。术后短期内为控制疼痛使用阿片类止痛药发生成瘾的概率是非常低的。

2.患者自控镇痛

为了消除术后恢复期疼痛的负面影响，护士应考虑预防疼痛的发生而非疼痛出现后再进行控制，应鼓励患者使用自控镇痛泵（PCA）。有效镇痛能保证患者更快恢复。PCA 允许患者在疼痛时自行给药。PCA 可通过静脉或硬膜外置管给药，给药的量和间隔时间由 PCA 控制。自己给药可使患者参与到治疗中，消除延迟给药，维持镇痛药物的治疗水平。大多数患者是 PCA 的适用人群，使用 PCA 需要患者理解，根据自我需要给药和掌握给药方法。当感到疼痛时，患者可使用镇痛泵的手控按钮给药。PCA 可减轻因躯体移动、咳嗽和深呼吸时造成的疼痛，从而减少肺部并发症。

3.其他镇痛措施

对于一些难以控制的疼痛，可通过皮下置管系统镇痛，即将硅胶导管埋在皮下，导管外接一个可以持续给予定量局部麻醉药的微量注射泵，麻醉药的用量由医师决定。

由于手术的部位和手术类型的影响，术后数周切口周围区域完全无痛是不可能的，但是疼痛程度在随着时间的推移逐渐减弱，一般术后 24 小时内疼痛最为剧烈，疼痛持续 2～3 日。因此术后继续控制疼痛非常重要。有效的疼痛管理应让患者参与到护理中来，做深呼吸锻炼、腿部运动和耐受力锻炼。疼痛控制无效可导致术后并发症，增加患者住院时间。护士应不断评估疼痛水平、镇痛效果和影响患者对疼痛耐受度的因素。非药物镇痛，如放松、按摩、冷疗或热疗、变换体位、转移注意力、用冷毛巾敷面、洗浴液按摩背部等都可作为药物镇痛的有效补充，可暂时有效地缓解不适，使给药变得更有效。

（二）体温异常

术后发热是机体对创伤的防御反应，一般不超过 38℃，术后最初 48 小时内应每 4 小时测量 1 次体温，至稳定后可以减少测量次数。若有发热，应拍胸部 X 线片，对切口分泌物、尿或血液做培养。若培养结果证实发热为感染引起，应肌内注射或静脉滴注抗生素。体温超过 38.5℃时，给予解热药或降温毯进行物理降温。

术后恢复阶段患者有发生恶性高热和低热的风险。患者麻醉后容易寒战和发抖。从术中至术后都应重视体温异常的管理。患者体温过低时应向医生汇报。为防止寒战的发生，应维持房间适宜的温度和使用毛毯。其他处理措施包括足够的供氧、充足的水分、适当的营养，同时需进行心电监测，观察是否有心律失常。老年患者以及在低温环境下长时间手术的患者更容易发生体温过低。

（三）恶心、呕吐与呃逆

胃肠不适（恶心、呕吐、呃逆）和如何恢复饮食是患者和护士共同关心的问题。患者麻醉后经常发生恶心、呕吐，尤其是妇女、肥胖病人（脂肪细胞造成大量的麻醉药堆积）以及手术时间较长患者。导致术后呕吐的原因还有胃肠积液、积气以及胃肠功能恢复前进食、水。对于容易导致呕吐的手术，应在术前、术中或术后留置鼻胃管。另外，对于饱胃的急诊手术患者也应留置胃管。

由于术中刺激了膈神经，术后可能会产生继发性膈肌痉挛而导致呃逆，对膈神经的直接刺激如胃胀、膈下脓肿或腹胀，间接刺激如毒血症或尿毒症影响了中枢，或引流管和肠梗阻的反射性刺激。这些呃逆发作通常较弱，短暂且可自行停止。一旦呃逆持续发作，患者将非常痛苦，并带来严重的不良反应如呕吐、衰竭和伤口裂开。此时，应给予硫代二苯胺类的药物以控制持续性呃逆。

（四）腹胀与便秘

术后患者都可能发生腹胀，即由于在肠腔内聚集了大量的气体而引起。根据手术的方式和范围，若术中影响到腹腔脏器，则可使胃肠道在 24～48 小时失去正常蠕动。即使未进任何饮食，空气和消化液也会进入胃肠。如果没有肠蠕动波的推进，它们会在肠道内聚集，尤其在结肠内积聚，产生饱胀腹痛。使用制动、麻醉药和阿片类止痛药物都可增加腹胀的发生。

腹部手术后，应让患者尽早翻身、活动和步行以避免腹胀发生。如果预期术后可能发生腹胀，应在术前留置鼻胃管，直到胃肠功能完全恢复（肛门排气）。护士还可通过腹部听诊肠鸣音情况来确定胃肠功能是否完全恢复，肠鸣音恢复提示可以进食。

术后患者出现便秘非常常见，它可从小的不适导致严重的并发症。活动和经口摄入的减少及阿片类止痛药的使用都会抑制肠蠕动。另外，术后几天疼痛及创伤也会在数天内抑制肠蠕动。早期活动，提高经口摄入及软化粪便（遵医嘱）对改善肠功能有联合效应。护士应该评估病人是否腹胀及是否存在肠鸣音，直至完全恢复肠功能。如果没有腹胀且肠鸣音正常，或病人在术后第 2、第 3 天还没有肠蠕动，则应引起注意，可在当晚给予一些缓泻药或施行灌肠。

（五）尿潴留

术后发生尿潴留的原因有多种。麻醉药、抗胆碱药、阿片类止痛药物都可影响患者对膀胱充盈的感知及产生尿意，抑制排尿及膀胱的完全排空。腹部、骨盆及髋部手术由于疼痛可导致继发性尿潴留。另外，一些患者因难以适应床上大小便而发生尿潴留。

患者一回到病房，护士就应评估其膀胱充盈程度及是否有尿意，患者应在术后 8 小时内排尿，如果急于排尿而无法排出，或膀胱膨胀而无尿意或不能排尿，留置导尿管并非唯一可行的办法，应尝试各种办法帮助患者排尿（如听流水声，用温水敷下腹部膀胱区）。冷的便盆可刺激尿道括约肌使之紧张，应使用温度适宜的便盆。当患者不能在床上排尿时，可先使用坐便马桶，再考虑导尿。男性患者可在床边使用尿壶，但是要避免因药物或直立性低血压的影响而导致坠床或晕倒。如果患者在指定的时间内仍然不能排尿，则应给予插导尿管，待膀胱排空后拔掉。因为留置导尿管会增加感染机会，因此最好采用间断导尿。

即使能自主排尿的患者，膀胱也可能未完全排空，护士应记录尿量，触诊耻骨上缘膀胱充盈区来判断膀胱是否膨胀，通过超声检查来评估残余尿量。

第四节　手术后常见并发症预防及护理

一、肺部并发症

手术后呼吸功能改变是常见的，主要是功能残气量减少。阿片类止痛药物引起的呼吸抑制和疼痛可减弱肺膨胀能力，而活动量的减少也增加了呼吸道并发症，尤其是肺不张（肺不完全膨胀）、肺炎和低氧血症的发生率。肺功能减弱导致分泌物在肺底滞留，导致肺不张，老年患者更易发生。制动及不能走动的患者有发生肺不张的危险。临床症状通常无特异性，可表现为发热、脉搏及呼吸频率增快和咳嗽，体格检查叩诊呈浊音和肺底听诊有湿啰音。若病情加重，可致命。

术后患者低氧血症有急性和慢性之分。慢性低氧血症表现为氧饱和度低，但呼吸正常。急性低氧血症发生突然，患者可有脑功能障碍、心肌缺血和心脏停搏。大手术（尤其是腹部手术）、肥胖及原有肺部疾病的患者易发生低氧血症。可通过监测脉搏血氧饱和度来测定低氧血症。影响测量的因素有末梢凉、震颤、房颤、灰指甲和黑色或蓝色指甲油（此两种颜色会干扰脉搏、血氧饱和度测量数据，其他颜色不会）。

采取预防措施和及时评估有利于预防肺部并发症的发生，如肺功能测定，深呼吸和咳嗽训练。痰鸣音提示肺内有痰液，需要通过咳嗽和深呼吸排出。当痰痂完全阻塞一侧支气管时，其以下的肺组织完全萎陷，可产生大片肺不张。

为了清除分泌物和预防肺炎，护士应鼓励患者至少每 2 小时做几次深呼吸和咳嗽使痰液排出。此种肺部锻炼应从患者回病房开始直至出院。即使患者尚未完全清醒，也可让其做几次深呼吸，有助于患者排出麻醉药物和分泌物，预防肺陷落（肺不张）。小心地按压腹部和胸部切口有利于帮助患者降低因害怕用力咳嗽使切口裂开的焦虑程度。咳嗽前给镇痛药有利于患者更有效咳嗽，给氧可预防或缓解低氧血症。为了使肺膨胀，应鼓励患者打哈欠或做深吸气运动，产生 40 mmHg 的负压即可使肺完全膨胀，还可采用胸部理疗法。

头部损伤或施行颅内手术的患者应避免咳嗽（因咳嗽有增加颅内压的危险）。眼部手术有增加眼内压的危险，整容手术的患者有增加细微组织张力的危险，均应避免咳嗽。对腹部或胸部手术患者，应指导患者在咳嗽时按压伤口。

大多数的术后患者，尤其是老年人和胸、腹部有切口的患者，可使用肺活量测定仪，为患者制定训练目标。患者先吸气，然后缩唇慢慢呼气，尽量使肺活量测定仪上的活塞达到设定目标。其优点是能鼓励患者积极参与到治疗中；其训练方法符合生理学特性和具有可重复性。建议清醒患者每小时做 10 次深呼吸，以预防肺部并发症。早期活动可增加新陈代谢和肺通气，改善躯体功能，应鼓励患者尽早起床。早期活动与锻炼对预防老年人发生肺部感染尤为重要。

二、出血

出血不常见但却是严重的手术并发症，能导致死亡。出血分为隐性出血和急性出血，在术后早期或术后几天内均可出现。当单位时间内出血量较大时，患者会感到恐惧、躁动和口渴；皮肤湿冷、苍白；脉率快、体温低、呼吸深快、呼吸困难甚至有窒息感。如果大出血没有得到处理，心排出量降低，动脉压、静脉压及血红蛋白水平迅速下降，口唇和球结膜苍白，患者虚弱但是直到临近死亡，意识都很清醒。手术后应密切观察患者生命体征变化及伤口渗血、引流管引流等情况。如果施行的是腹部手术，局部体征一时不一定十分明显，尤其是无引流物者，只有通过密切的临床观察，必要时进行腹腔穿刺，才能明确诊断。如果有引流管患者每小时引流出血超过 100 ml 且持续数小时，就应考虑有内出血。手术后早期出现失血性休克的各种临床表现（烦躁、口渴、面色苍白、四肢湿冷、脉搏细速、血压下降、脉压缩小），中心静脉压<5 cm H_2O，每小时尿量<25 ml，特别是在输给足够的血液后，休克现象和各种检测指标均没有好转，或反而加重，或者一度好转而后又恶化者，都提示有手术后出血情况。

输注血液或血制品、确定出血原因是最早的治疗措施。应检查手术部位和切口是否流血。若出血明显，应立即给予无菌纱布加压包扎，若病情允许，应将出血部位抬高于心脏水平，将患者置于休克卧位（平躺，头和四肢抬高 20°）。若找不到明显的出血点，应急诊施行探查手术止血。

三、切口感染

手术切口破坏了皮肤的完整性和它的保护功能。深部组织的暴露给病原体入侵创造了条件，增加了潜在的生命危险。切口感染增加了患者住院时间与医疗费用，同时可发展为其他并发症。在术后患者中，切口感染最普遍，占院内感染的 67%，其中 33%为深部组织和切口周围感染。最近研究表明，术后 2 小时内在切口局部给氧可以减少术后切口感染的发生。

导致切口感染的因素很多。其中一个因素是切口的类型，手术切口可根据污染程度分类。其他影响因素包括患者自身相关因素及手术操作相关性因素。患者自身相关因素包括年龄、营养状态、糖尿病、吸烟、肥胖、其他感染、内源性微生物的侵入以及自身免疫反应的改变、发病的时间及严重程度。手术操作相关性因素包括术前皮肤准备、手术人员、灭菌的方法及手术持续时间、抗微生物的防御措施、无菌操作、外科技术、渗液、渗血的引流、手术室的通风及术中外源性微生物的入侵等。要阻止切口感染应减少上述危险因素。虽然影响切口感染的因素多发生在术前和术中，但在切口愈合前，还应对切口愈合情况进行评估，防止污染及感染的发生，促进切口愈合。

术后至少5日切口才不再发生感染。切口感染的症状和体征包括：切口出现红、肿、热、痛及压痛、脉搏快、体温高、白细胞计数增多。如果感染较深则以上体征不明显。β溶血性链球菌或梭菌感染虽然少见，但发展快，致死率高。如果是β溶血性链球菌，则需要特别护理并采取隔离措施。

一旦切口感染确诊，外科医师应在无菌条件下拆开一针或数针缝线，用无菌剪或止血钳分离切口边缘，打开切口，放置引流管。如果感染较深，应切开并置管引流，同时应用抗生素，加强伤口护理。

四、切口裂开

切口裂开（切口或伤口的破裂）和脏器膨出（内容物从切口处突出）是严重的手术后并发症，在腹部手术患者中尤其严重。切口裂开的原因有缝线脱落、感染、腹胀或剧烈咳嗽。施行腹部手术的老年人、营养低下或肺及心血管系统有疾病的病人更容易发生切口裂开的现象。

一旦伤口边缘慢慢裂开，肠腔便逐渐膨出，早期仅仅表现为有血性液体从伤口渗出。如果伤口突然裂开，肠管涌出腹腔，患者会主诉有东西出来了。脏器膨出会导致疼痛和呕吐。一旦发生切口裂开，应将切口放在低位，静止平躺以减少器官的膨出。膨出的脏器应用生理盐水浸湿的无菌敷料覆盖并立即通知外科医师。恰当地运用腹带及敷料包扎是非常重要的预防措施，尤其对于虚弱的或腹壁下垂的手术患者。

五、血栓性静脉炎

深静脉血栓形成有三个主要因素，即血流缓慢、血管壁损害和血液高凝。深静脉血栓和肺栓塞等并发症是严重的术后并发症。手术应激抑制纤维蛋白溶解，导致血液呈高凝状态；手术创伤或静脉输注刺激性药物可造成静脉壁的损伤；脱水、低心排血量、四肢缺血及卧床增加血栓形成的危险。虽然所有患者都有发生静脉血栓的可能，但某些手术和患者发生概率更高。静脉血栓形成的开始症状是疼痛和小腿肿胀。脚踝背伸可引起小腿疼痛（Homans 征），提示血栓形成，但不是每个病例都有此表现。整条腿发生血栓时可有疼痛、肿胀同时伴随发热、寒战和出汗。

下肢活动是术后采取的预防措施，口服或皮下注射小剂量肝素，直到患者能下床走动。外部充气泵或弹性袜也可和小剂量肝素联合使用。

早期行走和定时腿部锻炼可以有效预防深静脉血栓，且这些运动适合任何患者。应避免任何物体压迫腿部，如卷起的毛毯、枕头等。对一些易感患者，即使是长时间坐在床边也有增加发生血栓的危险，因为此时膝盖以下部分的血液循环不良。应保证患者有足够的水分，鼓励患者增加水分的摄入，可提供果汁和水，防止脱水。一旦出现症状，可将患肢抬高制动。避免用力排便、咳嗽，禁止按摩以防栓子脱落。治疗方法主要选用溶栓药（尿激酶）及抗凝血药（肝素），局部可用硫酸镁湿敷。

六、急性胃扩张

急性胃扩张是一种胃的急性扩大现象，胃内有大量积液和积气，伴有溢出性呕吐、脱水和电解质紊乱，如不及时处理，病死率可达到 25%。手术后急性胃扩张多见于胸、腹部手术后早期。患者的全身麻醉诱导期过长，患者吞入大量空气，因此多发生在上腹部和胸部手术后。脊柱手术后的病人在仰卧时，躯干后屈使肠系膜上动脉压迫十二指肠。其他如肾上腺皮质功能减退、尿毒症、糖尿病酸中毒、低钾血症等全身性疾病也可引起急性胃扩张。

发生急性胃扩张后，由于大量水和电解质由血浆和组织间液进入胃、十二指肠腔内，产生急性水、电解质平衡失调和休克。患者可出现烦躁不安、频繁呕吐，呕吐物为深绿色或棕黑色液体，腹部检查可见上腹部或全腹膨胀，摇动患者躯干可闻及胃内有振水音。置入胃肠减压，可吸出大量的液体和气体，减低胃腔压力使腹胀缓解。胃肠减压须持续到胃壁张力恢复为止，与此同时应补充适量水和电解质。对于可能发生急性胃扩张患者，术前宜放置胃管。

七、压疮

压疮是由压力、摩擦力、剪力、切力中 2～3 种力的联合作用所致。手术患者因麻醉或大手术（如全髋置换）需要而经久不改变体位，术后受到各种输液管和引流管的限制而不便翻动，术后虚弱多汗、皮肤潮湿，大手术后皮肤抵抗力降低等，导致手术后患者容易在尾骶部发生压疮。床单不平诱发压疮，营养极差、循环不良、严重负氮失衡、恶病质和低蛋白血症水肿患者更易发生压疮。

术后采用海绵垫、气垫床等，可有效地预防压疮。定时为患者更换体位，每日清洁皮肤并检查有无异常，保持床单和衣服的清洁、平整、干燥。肢体用夹板或石膏固定时，防止骨突处受压，如出现受压的早期症状，应立即调整固定。给患者传递便盆时忌拖拉以免损伤皮肤。改善患者全身情况，提供充分的蛋白质和维生素。压疮易发部位垫软枕并用 50% 乙醇局部按摩，每日 2～3 次以促进血液循环。

第六章　儿科护理

第一节　儿科护理概述

儿科护理是研究小儿生长发育、儿童保健、疾病防治和临床护理，以促进儿童身心健康的一门专科护理学，是现代医学护理的重要组成部分。我国卫生部规定的临床服务对象为出生到满 14 周岁。

一、儿科护理的任务和范围

（一）儿科护理的任务

儿科护理的任务是从体格、智能、行为和社会等各方面来研究和保护儿童，为儿童提供综合性、广泛性的护理，以增强小儿体质，降低儿童发病率和死亡率，保障和促进小儿身心健康。

（二）儿科护理的范围

儿科护理包含了小儿时期的一切健康和卫生问题，主要包括小儿生长发育、正常小儿身心方面的保健、小儿疾病的防治与护理，并与儿童心理学、社会学、教育学等多门学科有着广泛联系。因此，多学科的协作是儿科护理发展的必然趋势。

随着医学模式和护理模式的转变，儿科护理已由单纯的疾病护理发展为以小儿及其家庭为中心的身心整体护理；由单纯的患儿护理扩展为包括所有小儿的生长发育、疾病防治与护理及促进小儿身心健康的研究；由单纯的医疗保健机构承担其任务，逐渐发展为全社会都来承担小儿疾病的预防、保健和护理工作。因此，儿科护理要想达到保障和促进小儿健康的目的，就必须将科学育儿知识普及到每个家庭，并取得社会各方面的支持。

二、儿科护理的特点及一般原则

儿科护理的研究对象是自胎儿至青春期的儿童，整个阶段都处于不断生长发育的过程中，他们具有不同于成人的特征及特殊需要。其不论在解剖、生理、免疫、心理和临床等方面均与成人不同，且各年龄期的小儿之间也存在差异。

（一）小儿解剖生理特点

1.解剖特点

小儿从出生到长大成人均处在不断变化的过程中，且具有一定的规律，如体重、身长（高）、头围、胸围、臀围等的增长，骨骼的发育、牙齿的萌出及身体各部分比例的改变等。因此，护理人员应熟悉并遵循小儿的正常生长发育规律，正确对待小儿生长发育过程中的特殊现象，才能做好小儿保健和护理工作。

2.生理特点

小儿的生长发育快，各系统器官的功能也渐趋成熟，当其功能尚未成熟时易发生消化功能紊乱及营养不良等疾病。此外，不同年龄的小儿有不同的生理、生化正常值，心率、血压、呼吸频率、血清和其他体液的生化检验值等随年龄的变化而改变。因此，护理人员只有熟悉这些生理变化特点才能对临床中出现的问题作出正确的判断，并给予正确的诊疗和护理。

3.免疫特点

小儿的特异性和非特异性免疫功能均不成熟，防御能力差。新生儿虽可从母体获得IgG，但3～5个月后逐渐下降，而自行合成IgG的能力一般要到6～7岁时才达到成人水平；母体IgM不能通过胎盘，故新生儿血清IgM浓度低，易患革兰阴性杆菌感染；婴幼儿期SIgA也缺乏，易患呼吸道及胃肠道感染。故护理中应注意消毒隔离以预防感染。

（二）小儿心理社会特点

小儿身心发育尚未成熟，其思维不能与成人的思维相等同，缺乏适应及满足需要的能力，需给予特殊的照顾和保护。小儿的成长、发育过程从不成熟到成熟，从不定型到定型，是可塑性最大的时期，并受家庭、环境和教养的影响。因此，在护理工作中应以小儿及其家庭为中心，与小儿父母、幼教工作者、学校教师等共同配合，根据不同年龄阶段小儿的心理发展特征和心理需求，采取相应的护理措施，促进其心理健康发展。

（三）儿科临床特点

1.病理特点

由于小儿机体对疾病的反应性与成人不同，因此，在疾病的发生、发展、预防及预后等方面均与成人有差别，如维生素 D 缺乏时，婴儿患佝偻病，而成人则表现为骨质软化症；肺炎球菌所致的肺部感染在婴儿常表现为支气管肺炎，而在年长儿和成人则表现为大叶性肺炎。

2.疾病特点

小儿疾病种类及临床表现与成人有很大不同，并且病情发展过程易反复、波动，且变化多端，小儿急性传染病和感染性疾病较多，往往起病急、来势凶、进展快，缺乏局限能力，常伴有呼吸、循环衰竭和水、电解质紊乱。

3.诊治特点

不同年龄阶段小儿患病有其独特的临床表现，且年幼儿在病情诉说上不够准确，故在诊断时应重视年龄因素。以小儿惊厥为例，发生于新生儿多考虑与产伤、窒息、颅内出血或先天性异常有关；发生于 6 个月内的小婴儿应考虑有无婴儿手足搐搦症或中枢神经系统感染；发生于 6 个月至 3 岁小儿则以高热惊厥、中枢神经系统感染的可能性大；发生于 3 岁以上年长儿的无热惊厥则以癫痫为多。年幼儿常不能主动反映或准确诉说病情，多由家长或其照顾者代述，其可靠性与代述者的既往经验及与患儿的亲密程度有关；学龄儿虽能简单陈述病史，但他们的时间和空间知觉尚未发育完善，陈述的可靠性降低；部分儿童可能因害怕打针、吃药而隐瞒病情，少数儿童为逃避上学而假报或夸大病情，使健康史可靠性受到干扰。因此，在诊治过程中，除应详细向家长等询问病史外，还需严密观察病情并结合必要的辅助检查，才能早期作出确切的诊断和处理。

4.预后特点

小儿患病时虽起病急、病情重、变化多，但如诊治及时、有效，护理恰当，则好转、恢复也快。

5.预防特点

小儿的绝大多数疾病都是可以预防的，通过开展计划免疫和加强传染病管理，已使麻疹、脊髓灰质炎、白喉、破伤风等许多小儿传染病的发病率和病死率明显下降；同时，重视了儿童保健工作，也使营养不良、肺炎、腹泻等常见病、多发病的发病率和病死率大大下降。

（四）儿科护理的一般原则

1.以小儿及其家庭为中心

重视不同年龄阶段小儿的特点，关注小儿家庭成员的心理感受和服务需求，为小儿及其家庭提供预防保健、健康指导、疾病护理和家庭支持等服务，让他们将健康信念和健康行为的重点放在疾病预防和健康促进上。

2.实施身心整体护理

护理工作不应仅限于满足小儿的生理需要或维持已有的发育状况，还应包括维护并促进小儿心理行为的发展和精神心理的健康；除关心小儿机体各系统或各器官功能的协调平衡外，还应使小儿的生理、心理活动状态与社会环境相适应，并应重视环境带给小儿的影响。

3.保证患儿的安全

儿科护理人员应根据患儿年龄、个性、疾病等特点进行预测，采取一些必要的预防措施，保证患儿的安全，如设床围栏，防止坠床；管理好电源，防止触电；用热水袋时避免烫伤；注意药物的管理，防止误饮、误食。

4.减少创伤和疼痛

对于小儿来讲，有些治疗手段是有创的、致痛的，令他们害怕。儿科工作者应充分认识疾病本身及其治疗和护理过程对小儿及其家庭带来的影响，安全执行各项护理操作，防止或减少小儿的创伤和疼痛，并应采取有效措施防止或减少小儿与家庭的分离，帮助小儿及其家庭建立把握感和控制感。

5.遵守法律和伦理道德规范

儿科工作者应自觉遵守法律和伦理道德规范，尊重小儿的人格，保障小儿的权利，促进小儿身、心两方面的健康成长。

三、儿科护士的角色与素质要求

（一）儿科护士的角色

随着护理学科的迅速发展，同时对护理人员的要求也在不断提高。做好小儿护理工作不仅要求护理人员具有丰富的护理知识与技能，也被赋予了多元化的角色。

1.护理执行者

小儿机体各系统、器官的功能发育尚未完善，生活尚不能自理或不能完全自理。儿科护士最重要的角色是在帮助小儿促进、保持或恢复健康的过程中，为小儿及其家庭提供直接的照顾与护理，如营养的摄取、感染的预防、药物的给予、心理的支持、健康的指导等方面，以满足小儿身、心两方面发展的需要。

2.护理计划者

为促进小儿身心健康发展，护士必须运用专业的知识和技能，收集小儿的生理、心理、社会状况等方面的资料，全面评估小儿的健康状况，找出与健康有关的问题，并根据小儿生长发育不同阶段的特点，制订系统全面的、切实可行的护理计划，采取有效的护理措施，以减轻小儿的痛苦，帮助适应医院、社区、家庭的生活。

3.健康教育者

在护理小儿的过程中，护士应依据各年龄阶段小儿智力发展的水平，向他们有效地解释疾病治疗和护理过程，帮助他们建立自我保健意识，培养他们良好的生活习惯，尽可能地纠正其不良行为。同时，护士还应向家长宣传科学育儿的知识，使他们能够采取健康的态度和健康的行为，以达到预防疾病、促进健康的目的。

4.健康协调者

护士需联系并协调与有关人员及机构的相互关系，维持一个有效的沟通网，使诊断、治疗、救助及有关的儿童保健工作得以互相协调、配合，以保证小儿获得最适宜的整体性医护照顾，如护士需与医生联络，讨论有关治疗和护理方案；护士需与营养师联系，讨论有关膳食的安排；护士还需与小儿及其家长进行有效的沟通，让家庭共同参与小儿护理过程，以保证护理计划的贯彻与执行。

5.健康咨询者

护士通过倾听患儿及其家长的倾诉、关心小儿及其家长在医院环境中的感受、触摸和陪伴小儿、解答他们的问题、提供有关治疗的信息、给予健康指导等；澄清小儿及其家长对疾病和与健康有关问题的疑惑，使他们能够以积极有效的方法去应付压力，找到满足生理、心理、社会需要的最习惯和最适宜的方法。

6.儿童及其家庭代言人

护士是小儿及其家庭权益的维护者，在小儿不会表达或表达不清自己的要求和意愿时，护士有责任解释并维护小儿的权益不受侵犯或损害。护士还需评估有碍小儿健康的问题和事件，提供给医院行政部门改进，或提供给卫生行政单位作为拟订卫生政策和计划的参考。

7.护理研究者

护士应积极进行护理研究工作，通过研究来验证、扩展护理理论和知识，发展护理新技术，指导、改进护理工作，提高儿科护理质量，促进专业发展。同时，护士还需探讨隐藏在小儿症状及表面行为下的真正问题，以能更实际、更深入地帮助他们。

（二）儿科护士的素质要求

1.思想道德素质

热爱儿童、尊重儿童，具有为儿童健康服务的奉献精神；有强烈的责任感和同情心，具有诚实的品格、高尚的道德情操，以理解、友善、平等的心态，为儿童及其家庭提供帮助；能理解儿童，善于创造适合儿童特点的环境与气氛，具有言行一致、严以律己、以身作则的思想品格。

2.科学文化素质

具备一定的文化素养和自然科学、社会科学、人文科学等多学科知识；掌握一门外语及现代科学发展的新理论和新技术。

3.专业素质

掌握护理学科的理论和技能，具有丰富的专业理论知识和较强的临床实践技能，操作准确，技术精湛，动作轻柔、敏捷；熟悉相关临床学科的知识和技能，具有敏锐的观察力和综合分析判断能力，能用护理程序解决患儿的健康问题；掌握科学的思维方法，具有较强的组织管理能力，并具有开展护理教育和护理科研的能力。

4.身体心理素质

具有健康的身体素质，有较强的适应能力及自我控制力；具有良好的心理素质，乐观、开朗，同事间能相互尊重、团结协作；具有强烈的进取心，不断求取知识，以丰富和完善自己；要善于与小儿和家长沟通，具有与小儿成为好朋友、与家长建立良好人际关系的能力；同仁间相互尊重、团结协作。

四、儿科护理相关的伦理与法律

（一）儿科护理相关的伦理

医学伦理是研究医学道德的科学，运用一般伦理学原则解决医疗实践和医学科学发展中的关系问题。在日常护理工作中，护士对自己行动所负的责任包括伦理责任和法律责任。伦理责任是在护理伦理学探讨的基础上由护理学会制定、体现在护士行动准则或规范中。

儿科护士应明确自己的责任，首先是维护小儿的利益，其次是维护家庭的利益。在儿科护理工作中，常常会遇到与小儿护理有关的伦理问题。例如，对极低出生体重的新生儿是否应挽救其生命，临终患儿是否有权利拒绝治疗，为艾滋病患儿提供护理与她们的自身权利之间的冲突，以及在患儿的关怀照顾中如何权衡利害得失，如何保护患儿及家长的自主权等问题。对这些问题的抉择，对小儿而言本质上有可能是不合理的。因为小儿尚未独立，只能由小儿的家长作出知情决定。因此，儿科护士必须从伦理的角度为小儿考虑，当遇到伦理冲突时，可依据的首要原则是对小儿有益且无害。

护士的伦理推理和伦理判断，以及对伦理问题的态度和价值观念，决定着护士们在面临复杂道德问题时，如何作出伦理决策和计划对患儿的关怀照顾。如在关怀照顾严重残疾和长期接受人工喂养的患儿时护士经历的伦理冲突，在监护病房不进行抢救的患儿如何使用护理保健资源，不进行抢救的决定对护理干预的影响等。

护理人员应证明自己在协作性伦理决策中的作用。当儿科护理人员遭遇伦理冲突时，将面临与同事、患儿和家长、医院、社会之间的矛盾。儿科护士应能理解患儿和家长的价值观念、想法、偏好，成为联系患儿家庭和其他卫生保健人员之间的最佳桥梁。

（二）儿科护理相关的法律

法律责任是法律为医护人员规定的责任。儿科护士应该用系统而完整的科学知识，使小儿得到最佳的生理和情绪上的照护。随着社会主义法治的不断健全和完善，许多保护小儿和促进小儿健康的相关法律和规定也逐渐完善。儿科护士应了解小儿与成人一样，具有生命权、身体权、健康权、医疗权、疾病认知权、知情同意权、保护隐私权，小儿具有受法律保护的权益，儿科护士也有义务维护小儿的以上权益。

从法律的角度考虑，护士在执业中应正确执行医嘱，观察小儿的身心状态，认真执行交接班、翻身、摆药等各项操作规程，对小儿进行科学的护理。应告知小儿与家庭遵守医院的规定，在为小儿做各项护理操作时，应向小儿及家长解释操作的目的和意义，取得小儿的同意和合作，必要时让小儿家长签知情同意书。遇紧急情况应及时通知医师并配合抢救，医师不在场时，护士应采取力所能及的急救措施。护士有承担预防保健工作、宣传防病治病知识、进行康复指导、开展健康教育、提供卫生咨询的义务。如果因自己工作的疏忽，发生护理差错、事故，给小儿及家庭造成严重伤害，儿科护士应对自己的行为负有法律责任。

五、我国儿科护理的发展与展望

我国医学在小儿疾病的防治与护理方面有着丰富的经验。从我国医学发展史和丰富的医学典籍及历代名医传记中，经常可见到有关小儿保健、疾病预防等方面的记载，如我国现存最早的医学经典著作《黄帝内经》中对儿科病症已有记录；唐代杰出医学家孙思邈所著的《备急千金要方》中，比较系统地解释了小儿的发育过程，提出了小儿喂养和清洁等方面的护理原则。

19 世纪下半叶，西方医学传入并逐渐在我国发展。各国传教士在我国开办了教会医院并附设了护士学校，医院中设立了产科、儿科门诊及病房，护理工作重点放在对住院患儿的生活照顾和护理上，逐渐形成了我国的护理事业和儿科护理学。

新中国成立以后，党和政府对儿童健康十分重视，宪法和农业发展纲要都特别提出了保护母亲和儿童的条款。儿科护理工作不断发展，从推广新法接生、实行计划免疫、建立各级儿童医疗保健机构、提倡科学育儿，直至形成和发展了儿科监护中心等专科护理。儿科护理范围、护理水平也有了很大的扩展和提高。小儿传染病发病率大幅下降，小儿常见病、多发病的发病率、病死率也迅速降低，小儿体质普遍增强。20 世纪 80 年代初，我国恢复了中断 30 余年的高等护理教育，90 年代开始又发展了护理硕士研究生教育，培养了一大批高级儿科护理专业人才，使儿科护理队伍向高层次、高素质方向发展。

21 世纪是生命科学的时代，随着小儿疾病预防和治疗工作的开展，我国小儿的健康状况有了显著的改善。2001 年我国国务院颁布的“2001—2010 年中国小儿发展纲要”提出了改善小儿卫生保健服务，提高小儿身心健康水平的总目标。社会政策的变化使卫生保健领域得以扩展，儿科护理的重点已不再是“为小儿及家庭做什么”，而是“和小儿及家庭一起做什么”。因此，以家庭为中心的照护和社区保健已成为一种必然趋势。卫生保健场所的扩展，要求护理人员的工作具备更多的艺术性。为此，儿科护理工作者要不断学习先进的科学技术和最新护理手段，弘扬求实创新精神、拼搏奉献精神、团结协作精神，为提高儿童健康水平和中华民族的整体素质做出更大贡献。

第二节　儿童医疗机构的组织特点

我国儿童医疗机构可分为 3 类：儿童医院、妇幼保健院及综合性医院中的儿科。不同的医疗机构组织特点有所不同，其中以儿童医院的设置最为全面，包括儿科门诊、儿科急诊和儿科病房。

一、儿科门诊

（一）儿科门诊设置

儿科门诊可设置预诊处、挂号处、体温测量处、候诊室、诊查室、化验室、治疗室、输液室、隔离室、药房及收费处，但儿科由于就诊对象的特殊性，部分设置具有儿科的独特性。

1.预诊处

（1）通过预诊可早期鉴别普通疾病和传染病，若是传染病应及时隔离，减少交叉感染的机会；协助患儿家长选择就诊科别，节省就诊时间；对危重患儿，还能立即启动绿色通道，赢得抢救时机。预诊处应设在医院内距大门最近处，或儿科门诊的入口处，有两个出口，一个通向门诊候诊室，另一个通向传染病隔离室。

（2）预诊主要采取简单扼要的问诊、望诊及体检，在较短的时间内根据患儿关键的病史、症状及体征，迅速作出判断，以避免因患儿停留过久而发生交叉感染。当遇有急需抢救的危重患儿时，预诊护士要立即护送至抢救地点；如遇有较重的传染病患儿，应立即转至传染病医院，必要时由医护人员护送并上报相关部门及时处理。因此，预诊工作要求护士迅速、责任心强、经验丰富、决断能力强。

2.候诊室

候诊室应宽敞、明亮、空气流通，有足够的候诊椅，并设1～2张床供患儿换尿布、包裹之用。可设宣传栏或通过电视进行健康教育。

（二）儿科门诊护理管理

1.保证正常候诊次序

安排专门人员根据初步判断进行分诊，做好患儿及家长的沟通协调工作，必要时陪同他们到相应的诊查室。同时做好就诊前的准备、诊查中的协助及就诊后的解释工作；合理安排、组织及管理，以提高就诊质量。

2.密切观察病情

小儿病情变化快，在整个诊治过程中，护士应经常巡视，一旦小儿发生紧急情况，应及时进行抢救。

3.预防交叉感染

制定并执行医院的消毒隔离制度，严格遵守无菌技术操作流程，及时发现传染病的可疑征象并处理。

4.杜绝差错事故

严格执行查对制度，在给药、注射等各项操作中要一丝不苟，避免差错事故的发生。

5.进行健康教育

门诊护士的重要职责是为就诊小儿及家长进行健康指导，包括促进小儿生长发育、合理喂养以及常见病的预防和早发现等知识。对慢性病患儿要了解其平时用药、营养、生长发育等情况，给予正确的自我保健指导，避免或减少影响小儿健康的不利因素。

二、儿科急诊

（一）儿科急诊设置

儿科急诊是抢救患儿生命的第一线，应设有抢救室、观察室、治疗室、小手术室等，各室应备有不同年龄儿童使用的抢救器械、用具及药物。危重患儿就诊顺序应为先抢救后挂号，先用药后交费，急诊室应24h开放接诊。

（二）小儿急诊的护理管理

1.重视急诊抢救的五要素

即人、医疗技术、药品、仪器设备和时间。人起主要作用。急诊护士必须有高度的责任心，具备敏锐的观察力，熟练掌握小儿各种急救的理论知识及技能，出现紧急情况时，有较强的组织能力和处理能力。此外，药品种类齐全、仪器设备先进、时间争分夺秒都是保证抢救成功的缺一不可的重要环节。

2.执行急诊岗位责任制度

护士应坚守岗位，各司其职，随时做好抢救患儿的准备。加强巡视，观察病情变化并及时处理。对急救药品和设备的使用、保养、补充、维护等应有明确的分工及交接班制度，保证抢救工作的连续性。

3.建立并执行各科常见疾病的抢救护理常规

组织护理人员学习、掌握各科常见疾病的急救程序、护理要点，建立急救卡片，不断提高抢救效率。

4.加强急诊文件管理

急诊要有完整的病历资料，记录患儿的就诊时间、一般情况、诊治过程等。急救中对于口头医嘱，应当面向医生复述确保无误后执行，并及时补记于病历上，方便日后核对并为进一步治疗和护理提供依据。

三、儿科病房

儿科病房可分为普通病房和重症监护室，重症监护室还可分为新生儿监护病房（NICU）、儿科监护病房（PICU）和普通病房内的监护室。

（一）儿科病房设置

1.儿科病房

最适宜的床位是30～40张。设有大、小两种病室，大病室可设置4～6张床，小病室设1～2张床。每张床单位占地不小于2m^2，床间距不小于1 m，床头设有呼叫系统。床两边设有护栏，婴幼儿床护栏高度以患儿直立时超过腰部以上为宜，年长儿可设小护栏，高度应在70 cm以上，两侧床栏可上下拉动。病室墙壁可粉刷柔和的颜色并装饰小儿喜爱的卡通图案，以减少患儿的恐惧感和陌生感。

2.重症监护室

收治病情危重、需要观察及抢救的患儿，室内各种抢救设备、仪器齐全，重症监护室与医护人员办公室之间应有玻璃隔断，便于观察患儿。监护室的床位安排可分为集中式和分散式。集中式是将床位集中在一个大房间内，中央设置护士站，便于观察抢救；分散式是将床位分散于小房间内，房间之间用透明玻璃隔开，便于观察和隔离。

（二）儿科病房护理管理

1.环境管理

病房环境要适合小儿生理、心理特点。墙面可张贴或悬挂卡通画，病房窗帘及小儿被服采用色彩鲜艳、图案活泼的布料制作。新生儿病房一定要有充足照明，便于观察；为了不影响小儿睡眠，病房夜间灯光应较暗。室内温、湿度根据小儿年龄大小而定。

2.生活管理

患儿的饮食要符合疾病治疗及生长发育的需要。食具由医院提供，每次用餐后进行消毒。医院负责提供样式简单、布料柔软的小儿衣裤，经常换洗，保持整洁。医院工作人员工作时动作应轻柔，避免引起患儿不安。患儿的活动与休息时间根据病情来决定。对长期住院的学龄期患儿要妥善安排学习时间，养成规律的作息习惯，减轻或消除离开学校后的寂寞、焦虑心理。

3.安全管理

小儿病房安全管理的范围较广，内容复杂。无论设备、设施还是日常生活护理操作，都应考虑患儿的安全问题，防止跌伤、烫伤、误饮、误服等意外发生。每个病房都粘贴有紧急疏散图或标志，发生紧急情况时根据病房所在方位按图中指示疏散，安全出口要保持通畅。病房中的消防、照明器材应由专人管理。

4.感染控制

严格执行清洁、消毒、隔离、探视和陪护制度。病室应定时通风，按时进行空气、地面消毒，操作前后认真洗手、加强健康教育，减少院内感染的发生。

第三节　住院对患儿及家庭的影响

小儿处于生长发育的过程中，患病和住院可能会造成儿童的身心创伤，疾病给小儿带来身体上的痛苦，医院陌生的环境及各种操作使患儿产生恐惧。尤其是与父母分离，更使患儿产生焦虑不安。患儿住院时，由于年龄不同，所患疾病和病情不同，住院时间长短不同，因而对住院有不同的心理反应。因此，护士在对患儿实施整体护理中，应了解影响患儿住院的因素，观察患儿住院的心理反应，针对各阶段住院的心理特点，采取相应的护理对策，认真做好心理护理，使患儿出院后能得到正常的身心发展。

一、住院对患儿的影响

1.出生至 6 个月婴儿

（1）心理反应：此期间患儿如能满足其生理需要，除去疾病带来的各种不适，一般比较安静，很少哭闹。住院使外界刺激减少，动作、感知觉的发育也受到一定影响。

（2）护理：如患儿生理需要获得满足，较少哭闹，比较安静。多给予抚摸、怀抱、微笑，提供适当的颜色、声音等感知觉刺激，协助动作训练。

2.7～12 个月婴儿

（1）心理反应：一般能认识自己的母亲，开始懂得认生，对母亲或抚养者依恋性越来越强。对住院反应强烈，以哭闹表现与亲人分离的痛苦，对陌生环境与人持拒绝态度。

（2）护理：尽量安排固定的护士对患儿进行护理，并尽量保持患儿入院前的生活习惯，允许患儿把喜爱的玩具或物品放在床旁。

3.幼儿期

（1）心理反应：对母亲的依恋比婴儿期更为强烈，对住院误认为是惩罚，害怕被父母抛弃。受语言表达与理解能力的限制，使他们易被误解和忽视。幼儿自主性开始发展，对住院限制其活动而产生不满情绪。对陌生的环境和人缺乏安全感，产生分离性焦虑。具体表现为 3 个时期：

①反抗：哭闹、言语或行为上的攻击性行为。采用打、踢、跑等各种行为，寻找父母，拒绝陌生人。

②失望：因分离状况改变不了或找不到父母而情绪抑郁，对周围一切事物不感兴趣。

此阶段易出现患儿逃避压力常用的行为方式——退行性行为。如吸吮自己的拇指或咬指甲、尿床、吮吸奶嘴、要抱、不肯离开父母单独玩耍、过度依赖等。

③超然或否认：长期与父母分离，儿童表面上表现出适应了这种分离，对周围的一切开始有较大的兴趣，能与陌生人接触，形成新的浅显的人际关系。这种行为只是一种无可奈何的接受与父母分离的结果，而不是获得满足的表现。儿童把对父母的感情全部压抑下来。他们变得以自我为中心，将重要的情感依附于物质上，父母来探视和离开时，表现出满不在乎。一旦达到超然或否认阶段，将对儿童产生难以扭转、极其不利，甚至是永久性的影响。

（2）护理：运用语言和非语言沟通技巧，多与患儿交流。对患儿入院后出现的反抗、哭闹等，表示理解，允许其发泄不满。发现患儿有退行性行为时，不可当众指责。在病情允许的情况下，为患儿创造表现其自主性的机会。

4.学龄前期

（1）心理反应：分离性焦虑表现得比较温和，如难以入睡或悄悄哭泣。但自己能调节和控制，把注意力转移到游戏、绘画等感兴趣的活动中。惧怕陌生环境，不理解疾病需住院治疗，害怕治疗破坏了身体的完整性。

（2）护理：给患儿介绍病房环境及其他患儿，帮助其减轻陌生感。用患儿容易理解的语言，讲解疾病治疗需住院的必要性。让患儿发泄情绪，克服恐惧心理。

5.学龄期

（1）心理反应：离开学校、同学而感到孤独，担心学习成绩落后。因疾病知识缺乏，担心自己会残疾或死亡而恐惧。因羞怯而不配合体检。心理活动很多，但表现比较隐匿，努力做出若无其事的样子来掩盖内心的恐慌。

（2）护理：要多与患儿交流，介绍治疗和住院的目的，介绍疾病的治疗和护理知识，解除患儿的疑虑，取得信任。协助他们与同学保持联系，在病情允许的情况下，继续学业。进行体格检查及操作时，采取必要的措施维护患儿的自尊。

6.临终患儿

（1）心理反应：与其对死亡的认识有关。婴幼儿不能理解死亡，学龄前对死亡概念不清楚，学龄小儿开始认识死亡，但 7～10 岁小儿不能理解死亡的真正意义。10 岁以后小儿逐渐懂得死亡是生命的终点，惧怕死亡及死亡前的痛苦。

（2）护理：尽量减少痛苦，操作稳、准、轻、快，及时满足其需要。允许家长守护在身边，参与适当的照顾。10 岁以后，认真面对患儿提出的死亡问题并给予回答，避免给予预期死亡时间。理解、同情、关心家长的痛苦。

二、住院对家庭的影响

（一）住院对家长的影响

1.家长对患儿住院的心理反应

家长对儿童患病住院的最初反应往往是否认，不相信孩子会出现如此严重的问题。继而他们会感觉到不安或内疚，认为是自己照顾不周引起的意外伤害，或对小儿疾病开始时的症状注意不够、治疗不及时，或由于平时工作较忙对孩子照顾不够怀有很大的歉意。由于对自身医学知识的缺乏，不了解疾病的性质及严重程度，会感到紧张、恐惧。如果病程长、预后不良、缺少经济支持等，会增加家庭适应的难度。

2.护理

向家长解释患儿的病情，用药、检查护理的目的。可和家长一起参与护理，指导他们照顾孩子。提醒父母注意休息，保持健康。组织住院患儿的父母们座谈，分享对于患儿住院的心理感受，互相支持。

（二）住院对兄弟姐妹的影响

1.兄弟姐妹对住院患儿的心理反应

对于有多个子女的家庭，小儿患病打破了其他孩子的生活娱乐习惯。父母可能会过于关注患儿而忽略了其他的兄弟姐妹。因此，兄弟姐妹对患儿住院可能会产生嫉妒、愤怒、不安感和负罪感等反应。

2.护理

鼓励父母对兄弟姐妹解释患儿的病情，让他们说出自己内心的感受。允许兄弟姐妹去探望患儿与患儿多交流。消除内疚感和嫉妒心理。

第四节 住院患儿的护理

一、与患儿及家长的沟通

沟通是人与人之间信息传递的过程，是人类与生俱来的本能，是构成人际关系的基础。沟通是儿科护理中的重要技能，但由于小儿的年龄特点，常常影响沟通过程。因此，需要儿科护理人员根据其特点，掌握与患儿沟通的技巧，同时应注意与小儿家长的交流。其目的是通过沟通更有效地完成健康评估，建立良好的护患关系，表达关爱。解决患儿的健康问题，直接疏导患儿情绪上的症结，以提高护理质量。

（一）小儿沟通特点

1.语言表达能力差

由于语言发育水平所限，不同年龄阶段的小儿表达个人需要的方式不同。婴儿只能用哭声来表达自己的需要；幼儿吐字不清、用词不准确，难以让人理解；3 岁以上的小儿，可通过语言并借助肢体动作形容或叙述事情，但容易夸大事实、重复、掺杂个人想象、缺乏条理、准确性等。

2.分析认识问题能力差

随着年龄的增长，小儿对事物的认识逐渐从直觉活动思维和具体形象思维过渡到抽象逻辑思维。小儿对事物的认识、对问题的理解、判断、分析能力均有一定的局限性，容易影响沟通效果。

3.模仿能力强，具有很强的可塑性

随着小儿智能发育日趋完善，思维能力进一步发展，他们注意模仿成人的一言一行，从而了解和认识周围环境。因此，护理人员在沟通中注重自己的言谈举止，进行正确、有目的的引导，就能获得事半功倍的效果。

（二）与患儿沟通

医护人员与患儿沟通的最根本的原则就是尊重。护士应根据患儿的年龄、心理特点、所处的情景等来组织沟通的内容，选择适当的沟通方式和技巧，以增强沟通的有效性。

1.语言沟通

语言沟通分为口头沟通和书面沟通两种，与患儿的语言沟通多采用面对面的口头沟通。通过口头沟通，护士可将有关医院的环境、治疗护理等情况向患儿及家长进行详细解释，患儿也可将自己的生理需要、内心感受及时向护士倾诉。但由于小儿语言表达能力有限，可不同程度地影响沟通效果，因此，在语言沟通时，应从以下六个方面掌握其技巧。

（1）主动介绍：初次接触患儿及其家长时主动自我介绍，对进一步沟通具有重要意义。护士主动介绍自己，亲切询问患儿的乳名、年龄、幼儿园或学校名称等患儿熟悉或感兴趣的生活与事件，可缩短彼此间的距离。同时应鼓励患儿作自我介绍或提出疑问，避免所有问题向家长询问，而形成替代沟通的局面，挫伤患儿主动合作的积极性。

（2）方式恰当：不同年龄阶段的儿童，语言表达和理解能力的发展不同，护士应尽量采用患儿能理解的方式沟通。在沟通中，多采用肯定方式，避免使用“不”字。如“拿笔画画”比“不能咬笔”更能使患儿接受。体格检查胸部需解开衣服，可向患儿解释“让我来听听你的胸部，要我帮忙解开衣扣吗?”而避免说“我来查体，你要不要解开衣扣。”

（3）耐心倾听和交谈：沟通中护士应双眼凝视，面带微笑，耐心倾听患儿的叙述，表示真诚，不要轻易打断他们的谈话或过早地作出判断，谈话中可通过点头、微笑等来表示在认真倾听，并热情地与之交谈。交谈前要向患儿问好，交流中适当运用表扬和鼓励的语言，要适时应用重复、意译、澄清或归纳的方法核实患儿的想法。

（4）选择合适的语调和声调：亲切的语气声调、稍慢的速度、适当的音量，可保证沟通的顺利进行。在交谈中，护士应根据患儿不同年龄运用不同的语气、声调、音量和语速，不要催促患儿回答或说完某问题，应稍加停顿，给予患儿理顺思路的时间，以促进沟通的顺利进行。

（5）适时鼓励：无论患儿是否配合治疗，均要不时给予赞扬和鼓励，以增强患儿战胜疾病的信心。在检查和治疗中，尽量不用“好不好”“行不行”“要不要”等模棱两可的语言，对不配合检查或治疗的患儿不用否定方式。

（6）恰当运用幽默：适时地使用幽默或逗乐，可帮助患儿释放情绪上的紧张感，分散患儿因疾病造成痛苦的注意力，也有效地帮助患儿更开放、真诚地与护理人员沟通。

2.非语言沟通技巧

非语言沟通包括声音、外表、面部表情、身体姿势和手势、目光接触、个人空间和触摸等。对于小儿，非语言沟通方式比语言沟通方式更有效。

（1）亲切和蔼：护士要保持良好的情绪，除特殊需要外，一般不戴口罩，以便患儿经常能见到护士的微笑，缩短护患感情上的距离。消除患儿的紧张、不安情绪。

（2）适时抚摸：对婴幼儿来讲，抚摸是更有利于情感交流的途径。护士应利用拥抱、抚摸向患儿传递爱的信息，使患儿得到安全和情感上的满足。

（3）平等尊重：采取蹲姿与患儿眼睛在同一水平线，保持目光接触，近距离说话，不厌其烦地满足患儿需求，既维护患儿自尊，又增加了亲切感。

3.游戏沟通技巧

游戏是小儿不可缺少的生活与活动内容之一。通过游戏介导与患儿接触，是促使护士和患儿逐渐熟悉、消除患儿陌生恐惧、有效沟通的途径。因此，护士在游戏中应尽量使患儿表达情感、发泄恐惧和焦虑情绪，并有机地将健康教育的内容融入游戏中去。

（1）了解游戏：为了沟通的需要，护士应对游戏的内容、规则或玩具的功能有所了解，并参与其中以加快同患儿的熟悉过程，使患儿在不知不觉中消除陌生、拘束感，将护士作为朋友对待。

（2）合理安排：根据不同年龄与心理发展阶段的特点，安排合理的、患儿感兴趣的游戏。婴幼儿只能做简单的类似躲猫猫游戏，通过反复与护士保持一定距离的目光接触，使患儿对护士从生疏逐渐变为熟悉；对好奇心很强的学龄前患儿，可与之做具有探索性猜谜游戏，引起患儿探索的兴趣，加快沟通过程。

（三）与患儿家长的沟通

与患儿的沟通很多需要家长协助完成。通过与家长的沟通，一方面可借助家长获得有关患儿的大部分信息，促进与患儿有的放矢地交流；另一方面可减轻家长因患儿患病所引起的紧张、焦虑不安情绪，使患儿及其家长能够保持稳定情绪，安心接受治疗。与患儿家长的沟通需在真诚理解、平等尊重的前提下，采用以下方法。

1.鼓励交谈

要获得较多有用的信息，可采用开放式交谈，最好以询问普遍性问题开始，如“孩子现在怎么样?”使家长在轻松的气氛下交谈各方面内容，会获得更多有用的信息量。同时注意交谈中既要使其自由表达，又要集中抓住主题，避免谈话的偏离。

2.运用倾听技巧

以温暖、关切的态度表示沉默，同样会给家长舒适的感觉。听患儿家长述说时，不要心不在焉，随意中断家长的话题；要聚精会神，态度要认真、诚恳，且要重视信息的反馈，对所理解的内容及听话的兴趣要及时反馈给家长，鼓励其继续交谈。当家长离题而滔滔不绝时，要适当将他们引到正题上面来。

3.移情

移情是非常有益的支持技巧。移情是感受他人内心所想，尽量以对方的眼光看待整个世界。多说安慰性语言、鼓励支持性语言和劝说解释性语言，忌用枯燥、生硬、冷酷甚至挖苦的语言。

4.观察

当患儿家长不能或不愿意用语言交流时，观察可作为信息的主要来源，同时可以表明护理人员对家长真诚的关心和感兴趣。

5.有宽容的心态和足够的心理承受能力

护士与患儿家长由于各自的观念不同，会产生不同的看法，特别是家长治愈心切，对医务人员赋予较高的期望值，难免有不满意的地方。工作中，有时会因给患儿施行头皮静脉穿刺未能一针见血而受到患儿家长责骂，甚至口不择言，护士应保持冷静，学会克制，学会忍让和宽容，不要与患儿家长争吵，待患儿家长平静后，再找机会解释。

二、健康评估

健康评估是围绕患儿目前和过去的健康状态以及相关的心理社会—环境进行有组织的、系统的收集资料的一个过程，其目的是判断和识别患儿的健康问题。但小儿时期是不断生长发育的动态变化时期，无论在心理还是在生理方面均不成熟，特别容易受环境影响。因此，在评估患儿健康状况时，要掌握小儿身心特点，运用多方面知识，以获得全面、正确的主客观资料，为制订护理计划提供依据。

（一）健康史

1.一般情况

包括姓名或乳名、性别、年龄（其记录要准确：新生儿记录到天数，婴儿记录到月数，1 岁以上记录到几岁几个月）、民族、入院日期、父母的姓名、年龄、职业、文化程度、通信地址、联系电话等。

2.现病史

（1）主诉：指患儿来院诊治的主要原因、发病经过、症状或体征及其持续的时间。如“恶心、呕吐、腹泻 1 天”。

（2）现病史：指本次患病情况。包括发病时间、起病过程、主要症状、病情发展、严重程度，以及接受过何种处理等。还有其他系统和全身伴随症状，同时存在的疾病。

3.既往史

即以往小儿健康状况。包括出生史、喂养史、生长发育史、免疫接种史、既往健康史、过敏史、日常活动等情况。询问时根据不同年龄及不同健康问题各有侧重。

（1）出生史：第几胎第几产，是否足月顺产，母孕期和分娩时的情况，出生时体重、身长（高），出生时有无窒息、产伤、Apgar 评分等。对新生儿及小婴儿尤其应详细了解。

（2）喂养史：婴幼儿及患营养性疾病和消化系统疾病的患儿要详细询问喂养史。问清母乳还是人工喂养，以何种乳品为主、如何配制，喂哺次数及量，添加辅食及断奶情况，近期进食食品的种类、餐次、食欲、大小便情况等。年长儿应了解有无挑食、偏食、喜吃零食等不良习惯。

（3）生长发育史：了解小儿体格生长指标，如体重、身高、头围增长情况；会抬头、翻身、坐、爬、站、走的时间；前囟门闭合及乳牙萌出时间、数目；语言的发展；对新环境的适应性；学龄儿还应了解在校学习情况等。

（4）免疫接种史：各种疫苗是否按时接种，接种后有何不良反应。

（5）既往健康史：既往患过何种疾病、患病时间及治疗结果，既往住院史，尤其应了解传染病的患病情况。

（6）过敏史：有无对药物、食物或某种特殊物质的过敏史。

（7）日常活动：主要活动环境，卫生习惯、休息、睡眠、排泄习惯，是否有特殊行为问题，如吮吸拇指、咬指甲等。

4.心理社会状况

主要了解患儿性格特征。即是否活泼开朗、好动或喜静、合群或孤僻、独立或依赖；小儿及其家庭对住院的反应；对医院环境是否适应、对治疗护理能否配合、是否信任医护人员。

（二）体格检查

护理体格检查是通过对身体进行全面检查，对患儿的身心及社会方面的功能进行评估，以获得客观资料。

1.内容与方法

（1）一般状况：最好在询问家长健康史的过程中，趁小儿不注意时开始观察，以便取得可靠资料。包括小儿发育与营养、精神状态、面部表情、对周围事物的反应、皮肤颜色、哭声、语言应答、活动能力、体位、行走姿势等。根据这些观察，初步判断小儿的神志状况、发育营养、病情轻重、亲子关系等。

（2）一般测量：除体温、呼吸、脉搏、血压测量外，还应测量身长、体重、头围、胸围等生长发育指标。①体温：测量方法视小儿年龄和病情而定。能配合的年长儿可测口温；小婴儿可测腋温；肛温最准确，但对小儿刺激性大；用半导体体温计在颈动脉测试半分钟即可显示体温，但太灵敏，波动太大。②呼吸、脉搏：应在小儿安静时测量。年幼儿以腹式呼吸为主，故可按小腹起伏计数。呼吸过快不易看清者可用听诊器听呼吸音计数，还可用少量棉花纤维粘贴在鼻孔边缘，观察棉花纤维扇动计数。除观察呼吸频率外，还应注意呼吸节律及深浅度。年幼儿腕部脉搏不易扪及，可扪及颈动脉或股动脉搏动，也可通过心脏听诊测得。③血压：根据小儿不同年龄选择不同宽度的袖带，宽度应为上臂长度的2/3。袖带太窄则测得值较实际值为高；袖带过宽测得的血压较实际值为低。年幼儿血压不易测准确，新生儿和小婴儿可用简易潮红法或多普勒超声诊断仪或心电监护仪测定。不同年龄血压正常值可用公式推算：收缩压（mmHg）=80+（年龄×2），舒张压为收缩压的2/3。

（3）淋巴结：检查枕后、颈部、耳后、腋窝、腹股沟等处淋巴结大小、数目、质地、活动度及有无压痛等。

（4）皮肤和皮下组织：观察皮肤有无苍白、潮红、黄疸、紫绀、瘀点、皮疹、色素沉着和毛发异常等情况；触摸皮肤温度、湿润度、弹性及皮下组织及脂肪厚度；注意有无脱水、水肿等问题。

（5）头部：①头颅：检查头颅大小形状、前囟大小和紧张度、是否隆起或凹陷。小婴儿需观察有无颅骨软化、枕部有无枕秃；新生儿有无产瘤、血肿等。②面部：观察有无特殊面容、眼距大小、双耳大小、形状等。③眼、耳、鼻：观察眼睑有无红肿、下垂和闭合不全；眼球是否突出、斜视；结膜有无充血、脓性分泌物；角膜是否混浊、溃疡；巩膜有无黄疸；观察瞳孔大小、对光反应。检查双耳外形，注意有无外耳道分泌物、局部红肿、提耳时疼痛等。观察鼻形，注意有无鼻翼扇动、鼻塞及鼻分泌物等。④口腔：观察嘴唇有无苍白、发绀、口角糜烂、疱疹；颊黏膜、牙龈、硬腭有无充血、溃疡、黏膜斑、鹅口疮；腮腺开口处有无红肿及分泌物；牙的数目及排列，有无龋齿等。

（6）颈部：注意有无斜颈、短颈等畸形及活动情况；甲状腺有无肿大；颈静脉盈、搏动等。

（7）胸部：①胸廓：检查外形有无异常，特别要注意是否有佝偻病引起的胸廓畸形，两侧是否对称；有无呼吸运动异常、心前区局部隆起等。②肺：望诊呼吸的快慢与深浅，有无节律异常、呼吸困难、“三凹症”等表现；听诊呼吸音是否正常，有无啰音及其部位、性质。听诊时，小儿常不配合，可趁啼哭后出现深吸气时进行。③心：观察心前区有无隆起，心尖搏动是否移位。听诊时注意心率、节律、心音强弱、有无杂音。

（8）腹部：观察腹壁有无静脉曲张，有无脐疝，能否见到蠕动波或肠型；新生儿注意脐部有无出血、分泌物、炎症；触及腹壁紧张程度，有无压痛或肿块。正常婴幼儿肝边缘在右肋缘下 1～2 cm 处扪及，小婴儿有时可触及脾脏，肝脾均质软，无压痛，6～7 岁后不应再触及。

（9）脊柱和四肢：检查有无畸形，四肢活动度是否正常；有无“O”型或“X”型腿，脊柱侧弯，手镯、足镯征等佝偻病体征；有无杵状指（趾）、多指（趾）；肌力是否正常。

（10）会阴、肛门及外生殖器：观察有无畸形、肛裂；男孩有无包皮过长、隐睾、阴囊鞘膜积液、腹股沟疝，女孩阴道有无分泌物等。

（11）神经系统：①一般检查：包括神志、精神状态、前囟饱满度、面部表情、反应灵敏度、动作语言发育、有无异常行为、肢体动作能力等。②神经反射：新生儿检查某些特有反射是否存在，如吮吸反射、拥抱反射、握持反射等。有些神经反射有其年龄特点，如新生儿和小婴儿腹壁反射、提睾反射较弱或不能引出，但跟腱反射亢进；2 岁以下婴幼儿巴宾斯基（Babinski）征（又称巴氏征）呈阳性属生理现象，但一侧阳性、一侧阴性则具有临床意义。③脑膜刺激征：重点检查颈阻力、克尼格（kernig）征（又称克氏征）、布鲁津斯基（Brudzinski）征（又称布氏征）。

2.注意事项

（1）环境舒适：光线宜充足，温度适中。根据需要提供玩具、书籍。检查时体位不必强求一律，婴幼儿可由父母抱着检查，怕生的孩子可从背部查起。尽量与亲人在一起，以增加其安全感。

（2）消除恐惧：检查时态度要和蔼，恰当与小儿交谈或逗引，用鼓励或表扬的语言取得小儿的合作与信任，并借此观察小儿的精神状态和对外界的反应、智力情况。年长儿可根据其理解力，以通俗的语言，解释或说明需要检查的部位，询问其感受，使之消除恐惧心理，自觉配合检查。

（3）顺序灵活：小儿体格检查的顺序可根据患儿当时的情况灵活掌握。一般趁小儿安静时先检查心肺听诊、腹部触诊、测量呼吸脉搏，避免受小儿哭闹影响。皮肤、四肢、躯干骨骼、全身淋巴结等容易观察到的部位则随时可查。口腔、咽部和眼结膜、角膜等对小儿刺激大的检查应放在最后。在急诊情况下，首先检查生命体征和与疾病有关的损伤部位。

（4）技术娴熟：检查尽可能迅速敏捷，动作轻柔。检查过程中既要全面细致，又要注意保暖。

（5）保护和尊重小儿：小儿免疫力弱，易感染疾病，应注意防止医院内感染。对学龄儿童和青少年要注意保护其隐私。

三、意外和损伤的预防

小儿由于缺乏认知能力，对危险的识别能力差，好奇心重、活泼好动等，往往由于成人的一时疏忽，发生意外和损伤，预防意外和损伤是住院患儿护理的重要组成部分。护士需要掌握儿童在哪些方面容易出现意外和损伤，并制定相应的安全保障制度。

（一）预防中毒

1.保证小儿食物清洁和新鲜

防止吃污染、变质的食物；生瓜果要洗干净，去皮。

2.妥善保存药物

药物应放在小儿拿不到的地方；医务人员必须合理用药，认真计算药物剂量，严格执行查对制度，剧毒药品必须按规定保管及使用；喂药前认真核对药物标签、用量及用法，对变质、标签不清的药物切勿服用。

（二）预防外伤

1.合理安排活动场所

婴幼儿的窗户、楼梯、阳台、睡床等都应安置有栏杆，防止发生坠床和跌伤；家具边角最好以圆角为宜，以免发生碰伤；室内地面最好采用木板，水泥地面应铺有软垫或地毯。

2.合理安置生活用品

热水瓶、刀和剪等热源及锐利品应放在小儿取不到的地方，以免发生烫伤及割伤；室内电器、电源应有防止触电的安全装置；暖气管道应加保护罩；指导家长正确使用热水袋或代用品保暖，防止烫伤；注意调节好洗澡水，防止烫伤。

（三）预防窒息与异物进入

1.正确选用玩具

不给小儿玩体积小、锐利、带有毒性的玩具及物品，如小珠子别针、硬币、小刀、剪刀等，以免塞入耳、鼻或口中误吞，造成耳、鼻、气管及食道异物刺伤、割伤及中毒等。

2.培养良好的饮食习惯

在小儿进餐时，不要惊吓、逗乐、责骂，以免小儿大笑、大哭而将食物吸入气管；培养良好的饮食习惯，细嚼慢咽，以免将鱼刺、骨头或果核吞入，不给婴幼儿整粒的瓜子、花生、豆子等。

四、出院护理

（一）出院计划

护士在住院期间注意评估小儿疾病的严重性、家庭以前的住院经历、家庭护理患儿的能力、家庭的环境设置及需要提供的支持，从而制订个体化健康教育的计划，内容涉及休息与睡眠、饮食平衡、给药方法、病情观察、疾病预防及正确育儿知识等方面，鼓励家庭成员参与住院期间的各项护理活动。对于需要在家中特殊护理的患儿，有必要向家长示教，如功能训练、鼻饲、胰岛素注射、测血糖、更换敷料等方法，使其熟练掌握。当患儿出院后仍需继续护理时，护士应与社会服务部门、家庭和社区护理机构协调，共同制订护理计划，以保证护理的延续性。

（二）家庭护理

在患儿住院期间，家长有必要学习如何帮助患儿在家中继续康复。护士应评估好家长执行护理的能力，制订相应的教育计划，使其掌握一些基本的护理技能，如生命体征的观察，给药、清洁、吸氧、胰岛素注射、血糖监测等，这些技能对于一些慢性病小儿在家庭中的护理尤为重要。

第七章　皮肤病护理总论

第一节　一般皮肤病护理常规

一、环境与舒适

环境整洁、舒适、安静、空气清新、采光适宜，根据病种、患者病情调节室内温度、湿度及安排床位，选择舒适的被服及衣物，为患者营造一个温馨、舒适、安全的治疗环境。

1.病室整洁、安静、宽敞、明亮，物品摆放合理，室内温度、湿度、光线适宜（一般室温 18～22℃，新生儿及老年人室温应在 22～24℃，湿度 50%～60%为宜）。

2.病室空气清新、流通，每日通风换气 1～2 次，每次 30 分钟。

3.床单位整洁、安全，床单清洁、平整、干燥、无渣屑，每日湿式扫床 2 次，渣屑多时随时清理床单，创面大且渗出多的患者，床上置一次性中单，必要时备支被架。

4.选择纯棉、宽松、柔软、颜色较浅的被服，被、褥薄厚适宜，每周更换被服 1 次，被服污染后随时更换。

5.光敏性皮炎、红斑狼疮、皮肌炎、着色性干皮病、卟啉病等疾病，应注意防止日光和紫外线照射，个别敏感者甚至应避免强人工光线的照射，上述患者不应安排靠近窗户或日光直接照射的床位。

二、休息与活动

经常巡视病房，及时了解患者的睡眠、生活起居等，评估患者的一般状况，给予适当的休息和活动指导。

1.一般状况良好、无全身症状者，可安排适当的活动。

2.皮损处疼痛或有创面、结痂时应避免剧烈运动，运动方式以不影响皮损愈合为宜。

3.对于用药或其他原因导致免疫力低下的患者，应卧床休息，限制患者活动量，根据病情制定活动量，活动强度以患者能耐受为宜，保证患者休息。

4.因疾病导致全身水肿患者应多卧床休息；下肢水肿者应抬高下肢，促进血液回流。水肿减轻后，可起床活动，但应避免劳累和长时间站立。

5.全面评估影响患者睡眠的因素及睡眠习惯，制定促进睡眠的措施，保证患者睡眠的时间和质量，以达到有效的休息，必要时遵医嘱给予镇静剂。

三、饮食与营养

评估患者营养状况，结合疾病的特点，制订有针对性的营养计划，并根据计划进行相应的饮食护理，帮助患者摄入足量、合理的营养素，促进疾病康复。

1.一般皮肤病患者可给予正常饮食，如有内科疾病史，须按要求安排膳食。

2.某些饮食可使有些皮肤病的病情发展、症状加重，应遵医嘱合理安排饮食，严格掌握饮食宜忌。

3.有明确食物过敏史的患者，应避免食用此类食物。

4.皮肤大量脱屑、创面大且渗出多的患者，应给予富含蛋白质的易消化食物。

5.口腔黏膜损伤严重、进食困难者，应给予高热量、高蛋白、富含维生素等易消化、无刺激性半流食或流食。进食流食可用吸管吸入，必要时少量多餐，饭后及时漱口。

6.对于长期大量使用糖皮质激素药物的患者应注意补钾、补钙。

7.治疗期间不宜饮咖啡、浓茶，禁止饮酒及一切含有酒精的饮料。

8.口服中药的患者要掌握饮食宜忌。

四、用药护理

遵医嘱准确给药，根据病情，选择适宜的给药时间、温度与方法，观察用药后的效果与不良反应。尤其注意患者外用药用后有无过敏、疼痛、吸收中毒等现象，发现异常及时报告医生处理。

1.使用外用药前，应先去除鳞屑、结痂等，皮损处有毛发者，应先剪除毛发，以促进药物吸收。

2.湿敷范围不能超过体表总面积的1/3，热湿敷温度以不超过50℃为宜冷湿敷温度一般为常温（18～20℃），湿度以不滴水为宜，每次20～30分钟，每日1～2次或遵医嘱。对于大面积皮损的患者，使用冷湿敷时应注意保暖，可分部位进行，防止受凉。冷湿敷禁用于寒冷性荨麻疹等疾病。

3.外用易致敏或刺激性较强的药物时，应先小面积试用，无红斑、水肿等不良反应，方可使用。

4.长期全身应用刺激性或毒性强的药物，应做好计划，每日分部位涂擦，以防药物吸收过多出现中毒反应。

5.向患者详细说明外用药的使用方法、用药时间、次数、注意事项及用药前后的清洁方法等，护士应观察疗效及不良反应。

6.外科换药时严格执行无菌操作。

五、病情观察

根据患者病情，遵医嘱给予相应级别护理。观察患者的意识、体温、脉搏、呼吸、血压、皮肤情况、用药后的疗效等，及时、准确、客观地记录患者的病情及动态变化，发现病情异常及时报告医师。皮肤情况观察主要包括如下内容：

1.自觉症状有无痒、痛、烧灼、麻木、刺痛、异物感等，对温度及接触异物的易感性增加或降低。自觉症状常具有特异性，包括感觉的性质，发生的时间、程度、持续时间等方面。

2.皮肤损害主要包括各种损害的形态、光泽、色调、硬度、排列、分布及损害程度等。

（1）斑疹、斑片与斑块：大小、性质、颜色、有无鳞屑。

（2）丘疹：数量、性质、颜色、形状、存在的时间、有无鳞屑。

（3）结节：大小、形状、颜色、病变范围、累及深度。

（4）风团：大小、数量、性质、形状、颜色、有无皮肤划痕症。

（5）水疱与脓疱：数量、大小、形状、疱壁紧张度、疱液性质、病变范围、累及深度。

（6）肿块与囊肿：大小、形状、软硬度、浸润范围、移动度。

（7）损害程度：有无鳞屑、表皮剥脱、抓痕、浸渍、糜烂、苔藓化、皲裂、硬化、痂、溃疡、瘢痕、萎缩、皮肤异色。

六、消毒与隔离

（一）消毒

1.空气消毒

（1）病室应每日通风换气 1～2 次，每次 30 分钟，以保证病室内空气清新。

（2）保护性隔离病室应每日正压通风 2 次，每次 30 分钟，空气消毒采用连续性的消毒方式。

2.物品表面清洁与消毒

（1）病室内用品：如床头柜、桌子、凳子等表面无明显污染时，采用湿式清洁，每日 2 次；当受到病原微生物污染时，先用吸湿材料去除可见的污染物，再清洁和消毒。

（2）直接接触患者的用品：如床单、被套、枕套、病服等，一人一更换，患者住院时间长时，应每周更换；遇污染时，应及时更换。更换后的物品及时清洗与消毒。

（3）间接接触患者的用品：如被芯、枕芯、褥子、床垫等，定期清洗与消毒；遇污染时，及时更换、清洗与消毒。

（4）地面：无明显污染采用湿式清扫，用清水或清洁剂拖地，每日 1～2 次；当受到患者血液、体液明显污染时，先用吸湿材料去除可见的污染物，再清洁和消毒；特殊病原体污染的地面使用含有效氯 2000 毫克/升的消毒剂作用 30 分钟，然后清洁。

（5）墙面：一般情况下不需常规消毒，当受到病原菌污染时，用含有效氯 250～500 毫克/升消毒剂溶液喷雾或擦洗，一般高度为 2.0～2.5 米。

3.接触皮肤的医疗器械物品的消毒

（1）血压计袖带：保持清洁，被血液、体液污染后应先清洁再用含有效氯 500 毫克/

升的消毒剂浸泡30分钟，清洗干净、晾干备用。

（2）听诊器：清洁后用75%乙醇擦拭。

（3）腋下体温计：清洁后用75%乙醇或含有效氯500毫克/升的消毒剂浸泡30分钟，清水冲净、干燥保存。

（4）止血带：用后浸泡于含有效氯500毫克/升的消毒剂中30分钟，清水冲净、晾干备用。

（5）突发原因不明的传染病病原体感染者应选用一次性诊疗器械、器具和物品，使用后进行双层密闭封装焚烧处理；接触性隔离患者使用的诊疗器械、器具和物品等，应专人专用，如必须与他人共用器械，其他患者使用该器械前必须经过严格的清洁、消毒或灭菌处理。

（二）隔离

1.保护性隔离

适用于皮肤破损面积较大、药物或疾病等原因导致免疫力低下的患者，如重症药疹、大疱性疾病、葡萄球菌性烫伤样皮肤综合征、重症多形红斑等。

（1）应设立单独病室，室外悬挂明显的隔离标志。

（2）对于创面大且免疫力低下的患者，床单、被套、枕套、病服应高压蒸汽灭菌。

（3）进出病室的工作人员穿隔离衣，戴帽子、口罩、手套。

（4）进行各种操作前、接触患者前后均应洗手。

（5）应限制探视，家属进入病室应采取相应的隔离措施。凡患有传染病、呼吸道疾病、咽部带菌者，包括患者、患者家属、工作人员均应避免接触患者。

2.接触传播的隔离

适用于接触性传染病的患者，如传染性软疣、脓疱疮、疥疮、单纯疱疹、手足口病、麻风、真菌性皮肤病、性传播疾病等。

（1）隔离病室使用蓝色隔离标志。

（2）根据感染疾病类型确定入住单人隔离室，或者同病种感染者同室隔离。

（3）进入病室的工作人员必须戴好口罩、帽子、手套，从事可能污染工作服的操作时，穿隔离衣。

（4）限制患者活动范围，减少探视，必要时探视者进入病室应穿隔离衣，离开前洗手。

（5）医务人员接触隔离患者时，应戴手套，离开隔离病室前、接触污染物品后，应脱手套，洗手或手消毒。手上有伤口时，应戴双层手套。

（6）使用过的被服，应单独放置于黄色垃圾袋内，扎紧袋口，外贴“感染”字样，送洗衣房先消毒后清洗。

3.空气传播的隔离

适用于经空气传播的呼吸道传染疾病，如幼儿急疹等。

（1）隔离病室使用黄色隔离标志。

（2）严格空气消毒。

（3）医务人员严格按照区域流程，在不同的区域，穿戴不同的防护用品，离开时，应按要求摘脱，正确处理使用后物品。

（4）相同病原引起感染的患者可同居一室，通向走道的门窗须关闭。

（5）当患者病情允许时，应戴外科口罩，定期更换，并限制活动范围。

（6）进入病室时，应戴帽子、医用防护口罩；进行可能产生喷溅的诊疗操作时，应戴防护眼镜或防护面罩，穿防护服；当接触患者及其血液、体液、分泌物、排泄物等物质时，应戴手套。

4.飞沫传播的隔离

适用于经飞沫传播的疾病，如水痘、麻疹、风疹、幼儿急疹、猩红热、麻风等。

（1）隔离病室使用粉色隔离标志。

（2）加强通风或进行空气消毒。

（3）同“空气传播的隔离”的第（3）、（4）、（5）。

（4）医务人员与患者近距离（1 米以内）接触时，应戴帽子、医用防护口罩；进行可能产生喷溅的诊疗操作时，应戴防护眼镜或防护面罩，穿防护服；当接触患者及其血液、体液、分泌物、排泄物等物质时，应戴手套。

（5）患者之间、患者与探视者之间相隔距离在 1 米以上，探视者应戴外科口罩。

七、心理护理

皮肤科疾病因病情重、病程长、久治不愈、医疗费较高等，患者常出现烦躁、焦虑、悲观等情绪，不愿配合治疗、自暴自弃，因此要了解患者既往的生活习惯，倾听患者的主诉，评估患者的心理状态，针对不同的心理问题，给予耐心的解释和劝导。向患者讲解疾病有关的知识，使患者了解疾病的发生、发展过程，治疗方法及预后。介绍成功的病例，与患者共同寻求放松及增加舒适度的方法，以解除其顾虑。尊重患者的人格，使患者信任医护人员，树立信心，配合治疗，并向家属讲解病情发展经过，共同参与患者的护理，给予患者家庭情感支持，提高治愈率。

八、健康教育

1.向患者讲解疾病的病因、发展、预后、治疗方法等知识。

2.指导患者养成良好、健康、规律的生活习惯。

3.指导患者加强身体锻炼，增强抵抗力。

4.指导患者掌握饮食宜忌，戒烟、戒酒。

5.指导患者养成良好的卫生习惯，掌握皮肤护理的知识。

6.指导患者保持良好的心态，有助于疾病康复。

7.指导患者合理、规律、按时使用药物治疗，定期复诊或随诊。

第二节　危重皮肤病护理常规

一、病室环境

为患者提供舒适、安静、整洁、空气流通、温、湿度适宜的环境，将患者安置于单人病室或相同疾病、患者较少的房间，每日空气消毒 2 次，患者用物及室内物品均应每日用含有氯消毒液擦拭 2 次。病室光线宜柔和，夜间降低灯光亮度，减少环境因素刺激，使患者有昼夜差别感。严格限制探视时间及探视人数，防止感染或加重病情。

二、备好抢救设备

床旁备有急救车及各种抢救仪器、药品、物品等，如氧气、吸引器、心电监护仪、除颤仪等，并处于备用状态，护士掌握各种仪器的使用方法，积极配合医师进行救治。

三、病情观察

根据患者病情，遵医嘱给予相应级别护理。密切观察患者意识、瞳孔大小、生命体征、心率、尿量、皮肤情况等病情变化，及时、准确、客观地记录患者的病情、24 小时出入量，发现病情异常及时报告医师。对于使用特殊治疗方法或药物的患者，护士应严密观察药效及不良反应。

四、皮肤护理

保持床单平整、干燥、清洁、无渣屑，随时扫除鳞屑、痂皮等，必要时每日更换床单。选择宽松、柔软、棉质衣裤，避免搔抓、摩擦皮肤。患者全身大面积皮损破溃时，应使用无菌病服，换药时需 2 人以上进行，减少暴露时间，防止着凉，同时实施保护性隔离，必要时使用支被架，避免皮损破溃处与被单粘连，影响皮损的愈合。

五、高热护理

1.高热时可选用物理降温（禁用酒精擦浴）或药物降温方法。定时测量体温，一般每日测量 4 次，高热时应每 4 小时 1 次测量体温；实施降温措施 30 分钟后应测量体温，并做好记录和交班。

2.密切观察患者病情变化，观察发热类型、程度、经过及呼吸、脉搏和血压的变化；观察是否出现寒战、淋巴结肿大、出血、关节肿痛、意识障碍等伴随症状。

3.补充营养和水分，给予高热量、高蛋白、高维生素、易消化的流质或半流质食物。鼓励患者多饮水，以每日3000毫升为宜，促进毒素和代谢产物的排出。

4.高热患者需卧床休息，应在晨起、餐后、睡前协助患者漱口或口腔护理。出汗时要及时擦干汗液，更换潮湿的病服，保持皮肤、床单的清洁、干燥。

六、加强基础护理

1.加强基础护理，剪短指（趾）甲，保持眼部、口腔、会阴部的清洁。

（1）每日用温水擦拭眼部，对眼睑不能闭合的患者应注意眼的保护，可涂眼药膏或覆盖油性纱布，防止角膜干燥致溃疡、结膜炎。

（2）保持口腔卫生，餐后、睡前漱口。对不能经口进食者，应做好口腔护理，防止发生口腔炎症、溃疡。对已发生口腔溃疡者，应加强口腔护理，每日2次，一般情况可选用生理盐水、复方硼砂含漱液交替漱口；若溃疡疼痛严重者可在漱口液内加入2%利多卡因止痛。漱口液每次含漱15～20分钟，每日至少3次，一般选择餐后及睡前含漱或遵医嘱。根据溃疡面的菌培养结果选择对症的漱口液，厌氧菌感染选用1%～3%过氧化氢溶液；真菌感染选用1%～4%的碳酸氢钠溶液、制霉菌素溶液或1：2000的氯已定溶液等。含漱后，可外涂促进溃疡面愈合的药物，如溃疡贴膜、外用重组人表皮生长因子衍生物、新霉素、锡类散等，真菌感染者可外涂制霉菌素甘油。大剂量使用甲氨蝶呤药物引起的口腔溃疡可选用甲酰四氢叶酸钙口服与含漱；一般涂药后2～3小时方可进食或饮水，以保证药物疗效。

（3）保持会阴部清洁，用温水清洗外阴部，每日2次，勤换内裤，女患者月经期间尤需注意会阴部的清洁。会阴处有皮损者，大小便后及时清洗外阴，用灭菌柔软手纸或纱布轻轻擦拭干，必要时用1：5000高锰酸钾溶液坐浴或冲洗20分钟，每日2次，也可采用暴露疗法，但要保护患者隐私。若患者发生尿潴留，可采用膀胱区热敷、按摩和人工诱导排尿等方法排尿，如需导尿时，应严格执行无菌操作。

2.卧床患者，评估患者的自理能力，根据病情采取卧位或协助患者更换体位，每2小时翻身1次，按摩骨骼隆突部位，观察受压部位皮肤情况，预防压疮，若患者全身皮肤破溃可用自动翻身床（悬吊床）协助翻身；病情平稳时，应指导患者适当下床活动或床上被动活动。

七、安全护理

1.根据患者病情实施保护性措施，如使用床档。

2.对谵妄、躁动和意识障碍的患者，要注意安全，合理使用保护用具。

（1）使用保护用具时，应保持肢体及关节处于功能位，经常更换体位。

（2）使用约束带时，应先取得患者及家属的知情同意。

（3）约束部位固定松紧要适宜，每 2 小时放松约束带 1 次，注意每 15 分钟观察 1 次约束部位的皮肤、末梢循环情况，将呼叫器放置在适宜的位置，确保患者能及时与医务人员取得联系。发现异常及时处理，防止意外发生。

3.记录使用保护用具的原因、时间、效果、相应的护理措施及解除的时间。

4.指导患者坐起、站起时动作要缓慢，若出现头晕、心慌、出汗时应立即卧床休息并呼叫护士，必要时由护士陪同如厕或暂时改为床上排泄，防止跌倒、坠床等意外事件发生。

5.确保患者的医疗安全，认真执行查对制度，正确执行医嘱。

八、心理护理

对危重患者进行抢救的过程中，由于各种因素的影响，会导致患者产生极大的心理压力，患者的家人也会经历一系列心理应激反应，所以，护士态度要和蔼、宽容、诚恳、富有同情心。在任何操作前向患者或家属做好解释，举止沉着、稳重，给患者信赖感和安全感，注意保护患者隐私。保证与患者有效沟通，多采取“治疗性触摸”，传递关心、支持或接收的信息给患者。鼓励家属及亲友探视患者，向患者传递爱、关心与支持。

第三节　皮肤病饮食护理

一、饮食调护的基本原则

1.饮食有节制，不可过饥过饱；进食要有规律，三餐定时、定量，遵循“早吃好，午吃饱，晚吃少”的原则，切忌饥饱不调，暴饮暴食，以免伤及脾胃。

2.饮食有方即有正确的方法，进食时宜细嚼慢咽，不可进食过快或没嚼烂就下咽；食物软硬恰当，冷热适宜；不可一边进食一边做其他事情；食后不可即卧，应做散步等轻微活动，以帮助脾胃运化；晚上睡前不要进食。选择食物要新鲜、干净，禁食腐烂、变质、污染的食物及病死的家禽和牲畜。

3.饮食多样化，合理搭配，不可偏食，粮、肉、菜、果等各类食物应保持均衡。

4.荤素搭配，饮食以谷物、蔬菜、瓜果等素食为主，辅以适当的肉、蛋、鱼类，不可过食油腻厚味。

5.由于不同个体的差异，对同种食物的敏感性有明显差异，告知患者不可盲目忌口，否则会导致营养不良。未明确过敏的食物，鼓励患者可少量试吃，无明显不适，可逐渐增加，若有不良反应立即停止，但对已明确过敏的食物，应避免食用此类食物。

二、皮肤科饮食宜忌

（一）根据皮肤病特点及中医辨证饮食禁忌

1.辛味食物

具有发散、行气、通经络、健胃等作用，用于外感、气血瘀滞、脾虚气滞等，如生姜、葱、蒜、韭菜、花椒、小茴香、桂皮、白酒等，多食容易助火伤津，耗散阳气，凡气虚血汗、热病后期、津液亏耗、失血等病证，均应慎食。

2.辣味食物

具有温中散寒，健胃消食，用于寒凝腹痛吐泻，胃纳呆滞，风寒湿痹，忌热症，阴虚火旺、目疾、疖肿、痔疮、一切血证、妊娠。如辣椒。

3.发散性食物

习惯上称为“发物”，即腥、膻、荤、臊，食之易于动风生痰，发毒助火助邪，诱发旧病尤其皮肤病或加重新病。

（1）海腥类：大部分海腥食物，也包括淡水中的鲫鱼、鲤鱼、虾、蟹等。

（2）食用菌类：蘑菇等。

（3）禽畜类：猪头、鸡头、公鸡、母猪、鹅肉、狗肉、驴肉、牛羊肉、各种病死禽肉等。

（4）蔬菜类：香椿、葱、蒜、生姜、辣椒、各种野菜等。

（5）其他：紫菜、胡椒、花椒、白酒等。

4.光敏性食物

忌用于某些皮肤病，以免诱发或加重疾病，如光敏性皮炎、红斑狼疮、皮肌炎、着色性干皮病、卟啉病等。

（1）蔬菜类：灰菜、紫云英、雪菜、莴苣、茴香、苋菜、荠菜、芹菜、萝卜叶、菠菜、荞麦、香菜、红花草、油菜、芥菜。

（2）水果类：无花果、柑橘、柠檬、杧果、菠萝等。

（3）海鲜类：螺类、虾类、蟹类、蚌类等。

（二）根据疾病特点及病情选择饮食

1.高热量饮食：基本饮食基础上加餐2次，可进食牛奶、豆浆、鸡蛋、巧克力、蛋糕及甜食等，总热量约为3000千焦/天，多用于危重皮肤病及口腔黏膜损伤严重、进食困难、高热患者等。

2.高蛋白饮食：基本饮食基础上增加富含蛋白质的食物，尤其是优质蛋白，如鱼、瘦肉、牛奶、蛋类、芝麻、葵花籽、豆类及豆制品，动物蛋白质中鱼类蛋白质最好，植物蛋白质中大豆蛋白质最好。白蛋白不属于优质蛋白，多用于危重皮肤病及大量脱屑的皮肤病等。

3.高纤维素饮食：食物中应多含纤维，如韭菜、芹菜、卷心菜、粗粮、豆类、竹笋等，多用于危重皮肤病及卧床患者等。

4.富含维生素C的食物：新鲜的蔬菜和水果，如青菜、韭菜、菠菜、柿子椒、芹菜、花菜、西红柿、大蒜、龙须菜、甜辣椒、菠菜、萝卜叶、卷心菜、马铃薯、荷兰豆、柑橘、甜橙、柚子、红果、葡萄、酸枣、鲜枣、草莓、柿子、金橘等，宜用于激光治疗后的患者，忌用于色素减少性皮肤病，如白癜风等。

三、口服中药的患者饮食宜忌

1.解表类药饮食宜清淡，忌酸性、生冷类食品，酸性食物如食醋、马肉、苹果、菠萝、橘子、葡萄、番茄、柚子、甜橙、柠檬、杧果、桃子、杨梅、山楂、荔枝、杏子，生冷食物如凉菜、冷饮、生的蔬菜和水果等。

2.泻下类药宜食清淡、易消化饮食，多食水果和蔬菜。忌硬固、油腻、辛辣之品，硬固食物如坚果、肉干等，油腻食物如油炸、油煎、肥肉等，辛辣食物如大葱、韭菜、生姜、小茴香、大蒜、胡椒、花椒、白酒、辣椒、萝卜、油菜等。

3.温里类药宜进温热饮食以加强药效，忌食生冷寒凉之品，寒凉食物如大麦、小麦、小米、蚌肉、兔肉、柠檬、枇杷、李子、罗汉果、菠菜、丝瓜、梨、柿子、香蕉、甜瓜、西瓜、苦瓜、海带等。

4.清热类药宜食清凉食品，忌辛辣、油腻。

5.理气活血类药忌生冷寒凉，脾胃虚弱者应注意饮食调护。

6.补益类药忌油腻、辛辣、生冷及不易消化食品。

7.安神类药饮食以清淡平和为宜，忌辛辣、肥甘、酒、茶等刺激性食品。

第四节　外用药原则

一、溶液

溶液具有清洁、收敛作用，常用于局部涂擦、洗涤、沐浴、罨包、湿敷等，主要用于湿敷有减轻充血水肿和清除分泌物及痂等作用。溶液中含有抗菌药物还可起到抗菌、消炎作用，主要用于急性皮炎、湿疹类疾病。

二、洗剂（震荡剂）

洗剂有止痒、散热、干燥及保护作用，适用于急性过敏性皮炎初期和末期的潮红、肿胀、瘙痒而无渗出的急性皮肤损害，不宜在结痂、脱屑、糜烂、渗出的皮损和毛发部位使用，含有挥发性药物，忌用于眼周。天气寒冷时，不能广泛应用，尤其是躯干部，以免引起寒战或其他并发症。

三、乳剂

乳剂具有保护、润泽作用，渗透性好，主要用于亚急性、慢性皮肤炎症或瘙痒症等。有两种类型，一种为油包水，主要用于干燥皮肤或在寒冷季节使用，另一种为水包油，也称霜剂，适用于油性皮肤。

四、软膏

软膏具有保护创面、防止干裂的作用，渗透性较乳剂好，主要用于慢性皮肤炎症疾患，如慢性湿疹、神经性皮炎等。软膏不利于散热，故急性、亚急性有渗出的皮损不能使用。

五、糊剂

糊剂有一定吸水和收敛作用，主要用于有轻度渗出的亚急性皮炎和湿疹等，毛发部位不宜使用。

六、酊剂和醑剂

酊剂是非挥发性药物的乙醇溶液，醑剂是挥发性药物的乙醇溶液，外用于皮肤后，乙醇迅速挥发，将溶解的药物均匀分布于皮肤表面，发挥作用，主要用于慢性皮炎和瘙痒症，不宜用于表皮破损、大面积创面和口腔附近或黏膜部位，禁用于急性炎症或糜烂渗出部位。

七、油剂

油剂有清洁、保护和润滑作用，主要用于渗出少的急性、亚急性皮炎和湿疹，但应注意不宜在感染性皮损处使用。

八、硬膏

硬膏可牢固地粘着于皮肤表面，作用持久，可阻止水分散失、软化皮肤和增强药物渗透的作用，主要用于呈现苔藓样变的慢性、局限性、浸润肥厚性皮肤病，如神经性皮炎、慢性湿疹、皮肤淀粉样变、扁平苔藓等，亦可用于局限性、孤立性、角化性皮肤病如鸡眼、胼胝等。急性、亚急性皮炎、湿疹、糜烂及渗出性皮损禁用，有毛发的部位不宜使用。

九、涂膜剂

涂膜剂外用后溶剂迅速蒸发，在皮肤上形成一均匀薄膜，常用于慢性、无渗出或角质层增生性损害，如慢性单纯性苔藓、鸡眼等，也用于某些职业人员皮肤防护。

十、气雾剂

气雾剂又称喷雾剂，喷涂后药物均匀分布于皮肤表面，主要用于急性、慢性、感染性或变态反应性皮肤病。

十一、凝胶

凝胶外用后形成一薄层，凉爽润滑、无刺激性，主要用于急、慢性皮炎。

第五节　皮肤病常见护理问题及护理措施

一、舒适受损

舒适受损与皮肤瘙痒有关。

1.对变态反应性皮肤病患者，应积极协助其寻找变应原，以消除致敏因素。

2.室内温、湿度适宜，夏季不宜长时间开空调，冬季室内干燥时，应使用加湿器。

3.洗澡不宜过勤，夏季每日1次，其余季节每周1～2次，浴后涂抹护肤乳或护肤油，及时修剪指甲。避免使用肥皂、热水洗澡，忌用手搔抓及摩擦，婴幼儿可戴并指手套，避免穿粗、硬、厚及化纤衣裤，避免烈日曝晒，避免接触化学性物质。

4.可通过看电视、聊天、看书、看报、讲趣闻等分散注意力。

5.瘙痒剧烈时，叮嘱患者可通过轻轻拍打、按压、按摩以代替搔抓，缓解皮肤瘙痒，切勿将表皮抓破，强调保持局部表皮完整、清洁、干燥的重要性。局部剧痒、皮温高易导致失眠，冷湿敷可降低局部皮肤温度，起到镇静功效。

6.必要时遵医嘱给予抗组胺或镇静药物缓解瘙痒并观察疗效。

7.合理饮食，避免进食腥、辣、酒、鱼虾等易过敏与刺激性食物。

二、疼痛

疼痛为皮肤炎症、皮肤完整性受损、神经受到侵袭所致。

1.评估患者疼痛的程度，根据不同程度的疼痛给予相应的护理措施。

2.协助患者取舒适体位，提供舒适、整洁、安静、通风、温、湿度及采光适宜的环境。

3.进行护理操作前，向患者清楚、准确地解释，并将护理操作安排在镇痛药物显效时限内，促使患者身心舒适，有利于减轻疼痛。

4.缓解或解除疼痛的方法

（1）物理止痛：应用理疗、按摩及推拿的方法以缓解疼痛。

（2）针灸止痛：根据疼痛的部位，针刺相应的穴位，达到止痛的作用。

（3）药物止痛：正确使用镇痛药物，最好在疼痛发生前给药，给药20～30分钟后需评估并记录使用镇痛药的效果及副作用，当疼痛缓解时应及时停药，防止药物的副作用、耐药性及成瘾性。

5.减轻心理压力，不良的情绪可加重疼痛的程度，而疼痛的加剧反过来又会影响情绪，形成恶性循环。做好患者的心理疏导，讲解疾病的特点、病程及预后，以减轻患者的心理负担。

6.转移注意力，指导患者参加感兴趣的活动；指导患者想象自己置身于一个意境或一处风景中；运用音乐疗法或有节律按摩、深呼吸，都能起到松弛和减轻疼痛的作用。通过自我调节、集中注意力，使全身各部分肌肉放松，以减轻疼痛强度，增加对疼痛的耐受力。

三、皮肤、黏膜完整性受损

皮肤、黏膜完整性受损与皮肤水肿、营养不良及疾病所致有关。

1.保持床单平整、清洁、干燥、无皱褶，及时清扫皮屑。

2.长期卧床患者，应定时翻身，查看受压部位皮肤情况，预防压疮。

3.皮肤糜烂者要进行清创、换药，促进创面愈合。

4.眼角膜受损者用眼药水清洁眼部，眼药膏涂眼睑防止粘连。

5.口腔糜烂者每日做好口腔护理，根据分泌物培养结果合理选用漱口液。

6.头部结痂较厚可局部药浴或液状石蜡外涂，将痂皮变软后再慢慢清除。

7.会阴部大面积皮损伴有渗出时，应每日换药，大小便后及时清洗，并使用灭菌纸巾拭干；腹股沟处糜烂面换药后皮损暴露在空气中；皮损为小面积无渗出时应勤清洁外阴，穿宽松内裤，减少摩擦。

四、体液过多

体液过多与水钠潴留、大量脱屑所致血浆清蛋白浓度下降等因素有关。

1.患者应卧床休息，下肢明显水肿者，应抬高下肢，增加静脉回流，减轻水肿，定时翻身，预防压疮；阴囊水肿者可用吊带或男性保护隔离带托起。水肿减轻后，可适当起床活动，避免劳累。

2.限制钠的摄入，宜少盐饮食，每天以 2～3 克为宜。注意补充各种维生素。

3.根据水肿程度及尿量限制液体的摄入量，记录 24 小时出入液量，监测尿量变化，定期测量体重，观察水肿的消长情况。

4.低蛋白症所致水肿者，若无氮质潴留，可给予0.8～1.0克/（千克·天）的优质蛋白质。

5.监测患者的生命体征，尤其是血压，观察有无急性左心衰竭、高血压脑病的表现，有无胸腔、腹腔和心包积液。

6.密切监测实验室检查结果，尿常规、血尿素氮、血肌酐、血浆蛋白、血清电解质等。

7.遵医嘱使用利尿剂，观察药物的疗效及不良反应，观察有无低钾血症、低钠血症、低氯性碱中毒。

五、躯体活动障碍

躯体活动障碍与关节受累、关节畸形、肌无力、肌萎缩有关。

1.观察并评估患者关节晨僵及疼痛等症状严重程度及持续时间；观察并评估患者的肌力情况，注意疼痛肌肉的部位、关节症状。

2.急性活动期，关节受累患者应卧床休息，以减少体力消耗，保护关节功能，但不宜绝对卧床；有肌痛、肌肉肿胀者，应绝对卧床休息。

3.注意活动受限的部位、范围；是否伴有发热、呼吸困难、乏力等症状，有明显异常应做好急救准备。

4.饮食以驱寒防湿为宜，多食含有丰富的植物蛋白和微量元素的食物，如大豆、黑豆、黄豆等。对吞咽困难患者进食半流质或流质饮食，少量缓慢进食，以免呛咳或引起吸入性肺炎，必要时给予鼻饲。

5.鼓励患者坚持关节活动等医疗体育锻炼，游泳有利于四肢运动，运动后适当休息，如运动后持续疼痛2小时以上不能恢复，表明运动量过量，应减少运动量。

六、睡眠型态紊乱

睡眠型态紊乱与皮肤瘙痒、疼痛有关。

1.保持周围环境安静，如关闭门窗，拉上窗帘，叮嘱患者取舒适体位，病情允许可于睡眠前热水泡脚，喝杯热牛奶。

2.指导患者使用放松技术，如缓慢深呼吸等。

3.减少患者日间睡眠时间和次数，病情许可下应增加一定的活动量。

4.护理操作应尽量选择时间集中进行，做到开关门轻、操作轻、说话轻、走路轻。

5.必要时遵医嘱给予止痛、止痒药物或镇静药并观察药效及不良反应。

七、有感染的危险

有感染的危险与皮损面积广、表皮脱落、机体抵抗力下降有关，属于潜在并发症。

1.病室空气新鲜，每日通风30分钟，每日2次空气消毒，桌面、地面、用物等每日用含氯消毒剂擦拭2次。床单、被服定时更换，必要时给予无菌被服。

2.密切监测体温变化。

3.保持皮肤清洁、干燥，及时清除皮损处的分泌物及渗出物。

4.做好眼部、口腔、会阴部护理，每日2次。观察患者眼部、口腔、会阴黏膜部位有无感染，遵医嘱合理使用抗菌药物。

5.评估皮肤黏膜完整性受损的程度，按皮肤、黏膜完整性受损的护理措施给予护理，必要时实施保护性隔离。

6.免疫力低下的患者，安排病室时应为单间，避免和患有带状疱疹、丹毒、上呼吸道感染等传染性疾病的患者接触，限制探视人员，叮嘱患者尽量在房间内活动，必要时实施保护性隔离。

7.遵医嘱使用敏感的抗菌药物并观察药效及不良反应。

八、潜在并发症

潜在并发症与长期使用药物引起的并发症有关。

1.护士应掌握长期应用的药物（如糖皮质激素、免疫抑制剂、维A酸类等）作用和不良反应。

2.详细告知患者长期应用药物可能出现的并发症，教会患者预防或减轻并发症的措施。

3.用药期间密切观察有无不良反应的发生，发现异常及时报告医师处理。

九、体温过高

体温过高与皮肤炎症反应、破溃感染及机体其他疾病所致有关。

1.病室空气新鲜，定时通风，每日 2 次，每次 30 分钟。

2.叮嘱患者卧床休息，观察患者生命体征及病情变化，每日 4 次测量体温并记录。体温≥38.5℃时遵医嘱给予物理降温（禁用酒精擦浴）或药物降温，实施降温 30 分钟后测量体温，并记录在体温单上。

3.无禁忌证者鼓励患者多饮水，给予清淡、易消化、高蛋白、高维生素的饮食。

4.勤漱口，餐前、餐后、睡前各 1 次；出汗后及时拭干汗液，随时更换潮湿的病服，注意保暖。

5.皮肤护理时，严格执行无菌操作原则，保持皮损处清洁、干燥，及时清除皮损处的分泌物及污秽。

6.遵医嘱应用抗菌药物并观察药效及不良反应。

十、焦虑与恐惧

焦虑和恐惧与疾病反复发作、加重导致不良情绪有关。

1.使用倾听技巧，以心理学理论做指导，因人而异采取疏泄、劝导、解释、安慰、暗示等手段，有的放矢地进行护理教育及个人心理护理。

2.护士应多与患者沟通交谈，改变患者不正确的认知、不良心理状态，调整患者情绪。

3.鼓励患者参加适当的文娱活动，卧床期间可收听广播、听音乐等，也可多与病情恢复较好的患者交流，调动其主观能动性，树立战胜疾病的信心，以良好的心态接受治疗和护理。

十一、营养失调—低于机体需要量

营养失调—低于机体需要量与疾病导致代谢增加、消耗增加、食欲下降有关。

1.鼓励患者进食高热量、高蛋白、高维生素、易消化的食物。

2.为患者提供色、香、味俱全的食物，促进食欲，满足患者的饮食习惯。

3.口腔有糜烂、溃疡造成进食困难时，可遵医嘱先经静脉给予胃肠外营养，而后再逐渐进食流食或半流食，并可适当加入治疗性膳食。

4.必要时，遵医嘱静脉滴注白蛋白。

十二、自我形象紊乱

自我形象紊乱与面部、身体暴露部位皮肤受损有关。

1.与患者多交流，告知患者有些疾病通过积极治疗，治愈后可恢复原有形象。

2.指导患者可通过选择适宜的服饰，修饰其形象的改变。

3.通过心理疏导，使患者能够接受自我形象改变的事实，积极面对疾病，同时劝导患者家属要理解、同情、关心患者，避免在其面前使用刺激性的语言。

十三、社交孤立

社交孤立与健康状况及适应环境能力改变有关。

1.根据患者的心理特点，做好针对性护理，注意倾听，用知心朋友谈话般的语言与患者进行交流，针对患者不同心理进行不同的教育与指导，减轻患者思想压力。

2.与患者建立良好的信任关系，鼓励患者通过多种渠道与他人多沟通、交流。

3.做好患者家属的思想工作，劝导家属要理解、同情、关心患者，避免在患者面前使用刺激性的语言，建立和谐的家庭氛围、良好的家庭成员关系，促使患者尽快地适应社会。

4.组织并鼓励患者参加支持性团体。通过小组成员的紧密接触，每周或每月 1 次的聚会，让他们能得到情绪上的支持，接受某一特定疾病的教育讲座或讨论会，并可使患者间多交流生活及治疗中的应对技巧，由此让患者感到被接纳而不孤独，使其逐渐适应社会。

十四、有传播感染的可能

有传播感染的可能与疾病本身具有传染性有关。

1.有针对性地做好传染性皮肤病的健康教育工作。

2.加强对患有传染性皮肤病的育龄期及孕期妇女的宣传教育及检查工作，原则上应在疾病治愈后再生育。

3.对传染性皮肤病患者实施接触性隔离，防止院内交叉感染。

4.医务人员加强自我防护，操作时戴口罩、帽子、手套，必要时穿隔离服。操作前后均应消毒双手，严防针刺伤。防止血液、分泌物污染衣物及皮肤。

5.严格落实消毒隔离措施，按规定正确处理患者的用物、医疗用物、器械等。

6.做好疫情报告。

十五、性生活型态改变

性生活型态改变与疾病、传染性皮肤病的患者担心对方或家人被传染有关。

1.保护患者隐私，对患者进行性保健指导，使之认识到疾病的危害性。劝说患者做到早治、快治、彻底治，否则延误病情，后患无穷。

2.告诫患者不要再与异性或同性发生不洁性行为，特别是还未得到彻底治愈之前。

3.要求患者的配偶或性伴侣到医院进行检查和治疗。

4.注意个人卫生，保持会阴部清洁干燥，每日清洁会阴和尿道口。患者用过的衣、被、毛巾、洁具等需分开清洗、消毒。

十六、部分/全部自理缺陷

部分/全部自理缺陷与疾病所致疼痛、活动受限有关。

1.根据患者病情采取卧位，保持功能体位，将患者经常使用的物品放在易取处，方便使用。

2.对于进食自理缺陷者尽可能鼓励患者自行进食，必要时给予帮助，提供患者适宜的餐具及适合的就餐体位。

3.鼓励患者自己梳头、清洁口腔和面部卫生，必要时给予帮助。

4.把呼叫器放在患者伸手可及处，听到铃响立即给予帮助，并告诉患者有便意及时呼叫，需床上排便者注意保护其隐私。

5.实施安全措施，如使用床档、穿防滑拖鞋、厕所及走廊有扶手，必要时由护士协助如厕、下床活动等，保证患者安全，预防坠床、跌倒等意外事件。

十七、便秘

便秘与长期卧床患者胃肠蠕动减慢及皮肌炎、肌无力有关。

1.病情许可下应多饮水，多食富含纤维素的饮食，养成定时排便的习惯。

2.协助患者床上被动活动，按摩腹部，指导床上排便，病情许可下应多下床活动，有助于排便。

3.必要时遵医嘱给予缓泻剂或灌肠并观察效果。

十八、知识缺乏

知识缺乏与患者缺乏对疾病基本知识的认知有关。

1.有计划、有层次地向患者讲解本病的病因、诱因、症状、发展、治疗方法及预后，药物的作用、不良反应及预防保健知识以及各种治疗、护理操作的目的和注意事项。

2.向患者提供医学信息，可使用多种方法，如解释、讨论、示教、网络、授课、书面材料等，鼓励患者自学有关知识。

3.鼓励患者多提出问题，而护士应耐心、详细地予以解答。

第六节　皮肤科常用药物不良反应的观察及护理

一、糖皮质激素不良反应观察和护理

（一）静脉迅速给予大剂量糖皮质激素

可能发生全身性的过敏反应，包括面部、鼻黏膜、眼睑肿胀、过敏性皮炎、血管神经性水肿、荨麻疹、气短、胸闷、喘鸣，用药期间加强巡视，出现过敏反应应积极给予对症处理。

（二）中长期给药可引起以下不良反应

1.库欣综合征表现：向心性肥胖、满月脸、痤疮、多毛、皮肤变薄、糖皮质激素性糖尿病，故用药期间应注意体重及血糖变化，避免食用含糖量较高的食物，每周测体重 1 次，每日监测血糖，应加强对糖尿病患者的观察。

2.可诱发或加重感染，加强皮肤、口腔、会阴等部位的清洁卫生。观察有无感染的发生，有无并发二重感染，防止白色念珠菌感染，原有感染病灶（如结核病）有无活动。长期使用激素者，遵医嘱应用抗菌药物，避免到人群密集的公共场合，外出时应戴口罩，以减少和避免感染的机会；病室清洁，定期消毒，被服勤换洗。

3.可并发或加重胃、十二指肠溃疡甚至导致穿孔或出血。观察有无腹痛及伴随症状，注意大便的颜色，有无呕血、黑便，饮食应软烂易消化，不宜食用生、冷、硬的食物，用药期间不宜服用阿司匹林，详细询问患者既往病史有无胃、十二指肠溃疡，根据医嘱使用胃黏膜保护剂。

4.可导致骨质疏松、缺血性骨坏死和伤口愈合迟缓，适当补充蛋白质、维生素 D 和钙质，加强安全措施，防止跌倒，避免外伤、骨折。

5.可导致精神异常，出现失眠、神经质、情绪异常，甚至抑郁、狂躁、精神分裂症或有自杀倾向等，应加强观察，尤其既往有精神病或精神病家族史的患者更应警惕发生。

6.心血管并发症，长期应用能导致水钠潴留和血脂升高，引起高血压和动脉粥样硬化，故饮食应清淡，每日盐的摄入量不宜超过 6 克，水肿患者应记录 24 小时出入量，注意血压及血脂的变化，每日监测血压，定期检验血常规、肝肾功能、电解质、血糖、血脂、出凝血时间等。

7.可抑制小儿生长发育，患儿使用此药时应谨慎。

8.诱发或加重青光眼、白内障等，应加强对眼部视力的观察。

9.与强心苷和利尿剂合用应注意补钾。

10.宣教患者遵医嘱按时、按量服用药物，避免自行减量或停药。停药后观察有无糖皮质激素停药综合征的表现，积极对症治疗。

（1）下丘脑—垂体—肾上腺功能减退，可表现为乏力、身体软弱、食欲缺乏、恶心、呕吐、血压偏低、脱水，严重者可致死。

（2）反跳现象，即停药后原有疾病已被控制的症状重新出现并加重。

（3）撤药反应，有些患者在停药后出现头晕、晕厥倾向、腹痛或背痛、低热、恶心、呕吐、肌肉或关节疼痛、头痛等。

二、免疫抑制剂不良反应的观察及护理

（一）硫唑嘌呤

1.大剂量及长期用药可有严重的骨髓抑制，导致粒细胞减少，甚至再生障碍性贫血，也可有中毒性肝炎、胰腺炎、脱发、黏膜溃疡、腹膜出血、视网膜出血、肺水肿以及厌食、恶心、口腔炎等表现，应加强观察并了解各项检查化验结果，肾功能不全者应适当减量，肝功能受损者应禁用。

2.可能致畸胎，育龄期妇女应注意避孕，孕妇应慎用。

3.可使患者对病毒、真菌和细菌等微生物感染的易患性增加，应加强观察，注意口腔、会阴等皮肤黏膜部位的清洁卫生，避免到人群密集的公共场合，外出时应戴口罩，减少和避免感染的机会。

4.有致癌的危险，应注意观察。

（二）环磷酰胺

1.主要副作用为骨髓抑制、恶心、呕吐、脱发，还可出现出血性膀胱炎、迟发性膀胱纤维化、膀胱癌、肺炎、不育、致畸等，应注意观察。

2.经常复查血象，对粒细胞减少者应加强监护，白细胞低于 3×10^9/升应立即停药。

3.冲击治疗前、后 24 小时内应大量饮水或补液，摄入量要达到 3000 毫升/日，保持 24 小时尿量>2000 毫升，防止出血性膀胱炎的发生。

4.每月 1～2 次复查肝、肾功能，防止发生中毒性肝炎。有肾衰者冲击治疗时应减少剂量。

5.治疗期间每月 1 次尿常规检查，治疗后每 6 个月复查 1 次尿常规，维持终身，以便早期发现膀胱癌，早期治疗。

6.对该药过敏者、妊娠期及哺乳期妇女禁用，育龄期妇女应注意避孕。

（三）甲氨蝶呤

1.肝毒性，观察有无发生肝纤维化，甚至肝硬化，用药期间定期检测肝功能，必要时进行肝活检，应宣教患者注意禁酒和减肥。

2.定期复查血常规，观察有无白细胞、血小板及各类血细胞减少等骨髓抑制现象。

3.观察有无恶心、呕吐等消化道反应，必要时遵医嘱使用止吐剂。

4.观察有无其他副作用如间质性肺炎、肺纤维化、肺癌及其他肿瘤，有无致命的毒性症状如厌食、进行性体重减轻、血性腹泻、抑郁和昏迷等。

（四）环孢素

1.监测肝、肾功能及血脂的情况，因本药可使转氨酶、碱性磷酸酶、血尿素氮、肌酐、尿酸、血脂升高，肾小球滤过率和血清镁浓度降低。定期复查肝、肾功能及血脂，每日监测血压。

2.观察有无牙龈增生、恶心、呕吐、腹泻的情况。

（五）雷公藤多甙

1.最常见的是消化道症状，观察有无食欲减退、恶心、呕吐、腹泻、腹部不适、腹痛等症状，宣教患者应饭后服用。

2.定期复查血象，因本药可有骨髓抑制、可逆性中性粒细胞减少等不良反应。

3.告知患者使用本药可出现可逆性精原细胞减少、精子活力降低、月经量减少及闭经等表现。

4.观察有无神经系统症状如头晕、乏力、嗜睡等。

三、抗组胺药的不良反应观察及护理

1.中枢神经系统抑制作用，表现为嗜睡、疲倦、乏力、注意力下降、认知能力降低。服药期间不宜同时应用安定类药物及饮酒，不用于驾驶、高空作业、机器操作者及需要思想高度集中的职业者，实施安全措施，预防跌倒。

2.中枢神经系统兴奋作用，表现为精神兴奋、易激动、失眠，甚至抽搐、诱发癫痫。多见于儿童和少数成人患者。癫痫患者禁用，婴幼儿慎用或忌用。

3.胃肠道不良反应常表现为口苦、恶心、呕吐、腹痛、腹泻、便秘，但一般程度轻，多可耐受。

4.刺激食欲、体重增加，如酮替芬、赛庚啶长期服用，可有体重增加。

5.抗胆碱能不良反应，常见为口干，其他表现有心悸、视力模糊、排尿困难。心律失常、心电图 Q-T 间期延长、低钾者禁用，支气管哮喘痰液黏稠者、青光眼、前列腺肥大者慎用。

6.致敏作用，局部外用可缓解疼痛和瘙痒，但易发生致敏反应，引起固定性红斑、荨麻疹、麻疹或猩红热型药疹等过敏反应。如异丙嗪有光敏作用，光敏性疾病者忌用。

7.血液系统损害，如苯海拉明引起粒细胞减少，赛庚啶诱发葡萄糖-6-磷酸脱氢酶缺乏性溶血性贫血。长期应用的患者定期复查血常规。

8.慢性肝肾疾患、肝肾功能不全者慎用，妊娠及哺乳期忌用。

四、系统性抗真菌药物的不良反应观察及护理

（一）两性霉素 B

1.观察有无寒战、发热，其发生率很高，可预先服用抗组胺药、阿司匹林等。

2.观察有无恶心、呕吐、头痛、厌食，给予对症治疗，使用药物前避免空腹，饮食应清淡可口，头痛严重者遵医嘱使用止痛药。

3.观察有无肾毒性，防止损伤肾小管，应定期检测肾功能，静脉补钠有助于防止肾损伤。注意监测血清中钾、镁浓度，及时补充。

4.本药不能用生理盐水稀释，以防止出现沉淀，只能用注射用水或 5%葡萄糖溶液稀释，冲管需用 5%葡萄糖溶液。

5.观察有无血栓性静脉炎，静脉注射时应经常更换注射部位，减慢速度，可加入小剂量

肝素等。

（二）伊曲康唑、氟康唑、特比萘芬

1.观察消化系统症状，有无恶心、呕吐、腹泻、消化不良、腹胀、腹痛；少见便秘、胃炎、无症状肝酶升高、药物性肝炎。

2.观察皮肤情况，有无药疹、瘙痒、荨麻疹、剥脱性皮炎、严重皮肤反应，如Stevens-Johnson综合征即重症多形红斑。

3.观察中枢神经系统症状，有无头痛、头晕、震颤、嗜睡、眩晕、注意力改变、视觉异常（如绿视、晶状体和视网膜改变）。

4.观察血液系统，少见中性粒细胞减少症、转氨酶升高、血小板减少、一过性淋巴细胞计数下降。

5.观察有无高血压、高脂血症、发热、水肿、月经紊乱、血钾降低、变态反应、阳痿、性欲下降。

6.哺乳期妇女在服药期间要停止哺乳。

五、常用抗细菌药物的不良反应观察及护理

（一）青霉素类

1.过敏反应：是青霉素常见的不良反应，表现为过敏性休克、皮疹等，备好急救药品（如肾上腺素等）及抢救设备，药物应现用现配。

（1）使用前详细询问患者过敏史，必须做药物过敏试验，如停药3天或更换批号应重新做过敏试验，试验前一日应保证休息，避免熬夜、进食辛辣腥发刺激性食物，尤其避免饮酒，以免引起假阳性反应。

（2）苄星青霉素因使用间隔期长，在每次用药前都要进行青霉素过敏试验。

（3）使用普鲁卡因青霉素时，应同时做普鲁卡因和青霉素两种过敏试验。

2.吉海反应：系梅毒患者接受驱梅治疗，首次注射青霉素数小时（3～12小时）后出现，表现为寒战、发热、头痛、呼吸加快、心动过速、全身不适及原发疾病加重等情况。注射

后注意观察，应与过敏反应相鉴别，并告知患者，避免引起患者心理负担，同时给予对症治疗。

3.毒性反应：低剂量不引起，而大剂量应用可出现神经—精神症状，如血凝功能缺陷的患者，大剂量青霉素可扰乱血凝机制，导致出血倾向，用药前应详细询问患者病史，严格掌握用药剂量。

4.特异反应：普鲁卡因青霉素偶可见。注射药物时或之后1～2分钟内，自觉心里难受、濒危恐惧感、头晕、心悸、幻听、幻视等，一般无呼吸和循环障碍，多数可出现血压升高。一般不需特殊处理，症状维持1～2小时可自行恢复正常。注射前，护士应向患者讲解药物的不良反应，出现上述症状者，护士应安慰患者，消除其紧张、恐惧的心理，使其平稳度过或使用镇静药（如安定）、抗组胺药（如肌注苯海拉明）有助于恢复。

5.注射区疼痛：注射过程中，要观察患者对疼痛的反应程度，多与其沟通分散注意力，注射后可局部热敷，以缓解疼痛。

（二）头孢菌素类

1.过敏反应：同“青霉素类”。

2.胃肠道不良反应：表现食欲不振、恶心、呕吐、腹泻、假膜性肠炎和念珠菌感染。使用药物前应少量进食，避免空腹。

3.双硫仑样反应：别名为戒酒硫样反应，是由于应用药物后饮用含有酒精的饮品（或接触酒精）引起中毒反应，如面部潮红、头痛、腹痛、出汗、心悸、呼吸困难等症状，尤其是在饮酒后症状会明显加重，故应告知患者用药期间避免饮酒或含有酒精的饮品。

（三）喹诺酮类

1.观察有无恶心、呕吐、腹泻、头痛、头晕、烦躁及睡眠不佳。

2.可引起光敏反应，夜晚服药可减轻光毒性。

3.未成年人禁用此药，因对软骨有一定的损害。

（四）大环内酯类

1.观察有无恶心、腹痛、腹泻，少见头痛、头晕。

2.肝毒性反应：胆汁瘀积、肝酶升高，一般停药后可恢复。

3.耳鸣或听觉障碍：静脉给药时可发生耳鸣或听觉障碍，停药或减量可以恢复。

4.观察有无药物热、药疹、荨麻疹等过敏反应。

（五）氨基糖苷类

1.肾毒性：可出现蛋白尿、管型尿，继而出现红细胞、尿量减少或增多，进而发生氮质血症、肾功能减退、排钾增多。与头孢菌素类、右旋糖酐合用，可致肾毒性加强。

2.神经肌肉毒性：可引起心肌抑制、呼吸衰竭等。

3.其他不良反应有血象变化、肝酶增高、面部及四肢麻木、周围神经炎、视力模糊等，口服可引起脂肪性腹泻。

4.观察有无过敏性休克、皮疹、药物热、粒细胞减少、溶血性贫血等。用药期间应加强观察，及时给予对症治疗。

（六）甲硝唑类

1.观察有无胃肠道反应、头痛、失眠、皮疹、白细胞减少等。

2.少数可见膀胱炎、排尿困难、肢体麻木感，停药后可较快恢复。

3.可产生双硫仑样反应，治疗期间应戒酒。

六、常用抗病毒药的不良反应观察及护理

（一）阿昔洛韦

1.最常见的不良反应是肾毒性，因阿昔洛韦水溶性差，对于高浓度快速滴注或口服大剂量的失水患者，可析出结晶，阻塞肾小管、肾小球，造成肾衰竭，有脱水或已有肝、肾功能不全者需慎用，肾功能不正常的患者和婴儿排泄功能低，需减少药量。静脉给药时应用足量液体配制，缓慢滴注（持续 1～2h），不可快速推注，不可用于肌内和皮下注射。

2.严重免疫功能缺陷者长期或多次应用本药治疗后，可能引起单纯疱疹病毒和带状疱疹病毒对本品耐药，精神异常、孕妇、乳母、严重肝肾疾患者慎用。

3.与丙磺舒合用可使药物排泄减慢，半衰期延长，体内药物量蓄积，应注意警惕。

4.外用时，偶有药疹、出汗、恶心、头痛、低血压、腹痛、一过性肾功能障碍，局部刺激性强，应加强用药期间局部皮损的观察，停药后症状可消失。口服时，有恶心、呕吐、腹泻。

5.使用药物期间应多饮水，促进药物的排泄。

（二）伐昔洛韦

不良反应少见，偶有轻度胃肠道反应和头痛，建议患者空腹服药，以免影响药物疗效。

（三）泛昔洛韦

不良反应很轻微，少数有胃肠道不适和头痛。

七、维A酸类药物的不良反应及护理

1.观察皮肤黏膜情况，有无唇炎、睑睑缘炎、眼干、鼻干、口干。鼻干可导致鼻黏膜出血，皮肤干燥会使皮肤瘙痒、脱屑，尤其是掌跖部位，容易导致足跖、手掌、指端脱皮和出血，也可导致皮肤光敏感。对于异位性皮炎患者，使用维A酸类药物可使湿疹加重。日常护理应保护皮肤，口唇外涂润唇膏，眼部涂擦眼药膏、眼药水，皮肤应外涂保护性润肤剂，多饮水，避免抓挠、摩擦、创伤，足部应选择棉质、柔软的袜子，软底、宽松的鞋子，避免长时间站立、行走，涂擦维A酸类药膏时，宜选择晚间。

2.致畸性，可致流产或婴儿死亡。一般建议打算近期妊娠者禁止系统服用维A酸类药物，持续采取避孕措施，我国规定停用异维A酸后女性避孕3个月，阿维A酯和阿维A的避孕时间分别为2～3年。

3.长期、大剂量使用可出现骨骼和肌肉异常，骨质疏松、肌痛、肌痉挛、肌张力增加和肌肉僵硬。适当补充钙剂，经常按摩肌肉，避免剧烈运动，加强安全措施。

4.观察有无头痛、恶心、呕吐和视力下降。指导患者生活规律，注意休息，调整情绪，避免劳累、熬夜。

5.可发生急性出血性胰腺炎，当停用药物时，病情可很快缓解。指导患者合理饮食，宜清淡，忌暴饮暴食，戒烟、酒。

6.观察有无高脂血症、肝脏毒性、血液毒性，可能发生甘油三酯偏高、胆固醇高、肝功能异常、白细胞计数下降。用药前应评估患者的身体情况、血液化验指标，根据病情选择用药途径或用药剂量，定期复查血脂、肝功、血细胞等指标。

八、常用免疫生物制剂的不良反应观察及护理

（一）注射用英夫利西单抗

1.能增加感染的风险，甚至出现肺结核。常见症状为上呼吸道感染、鼻炎、咽炎和尿道感染；严重感染，如脓毒症和血行播散型肺结核。因此，使用药物前应检查有无结核，做结核菌素皮内试验和胸部 X 线，活动性肺结核应禁忌。

2.超敏反应，主要表现在静脉输液期间出现荨麻疹、呼吸困难和（或）低血压，与其有关的症状还有发热、皮疹、头痛、咽喉溃疡、肌肉疼痛、多发性关节痛、手和面部水肿及吞咽困难。在出现超敏反应时应立即使用对乙酰氨基酚、抗组胺药、糖皮质激素和肾上腺素治疗。

3.胃肠道反应，如恶心、腹泻等。

4.可能加重充血性心力衰竭，治疗前必须评估心功能，做心电图检查。

5.观察有无淋巴组织增生性疾病。

（二）注射用依那西普

1.注射部位反应，表现为温和至中度的红斑、水肿，有时瘙痒、疼痛，反应为短暂性且有自限性。停药后 90%以上患者反应消失，如反应仍存在可局部应用糖皮质激素或抗组胺药治疗。

2.观察有无上呼吸道感染、头痛、鼻炎、咽炎等感染，严重感染可致脓毒症和死亡。

3.观察胃肠道反应，有无腹痛、恶心、呕吐、胃肠道感染等。

4.观察有无皮疹发生。

九、免疫球蛋白

1.一般不良反应：在开始输入免疫球蛋白的早期，患者可出现头痛、肌痛、面红、恶心、

发热、出汗、血压变化、心动过速等，根据患者反应的轻重，可停止或减慢输注速度，使症状得到控制。用药前、中、后，要进行血细胞计数、肝肾功能、乙肝病毒血清学、冷球蛋白、免疫球蛋白监测，观察生命体征变化。

2.超敏反应：严重过敏反应发生于IgA缺陷的患者（如系统性红斑狼疮、青少年类风湿、重症肌无力等），表现为面色苍白或潮红、肿胀、皮肤瘙痒、皮疹、呼吸困难、发绀、烦躁、恶心、呕吐、血压过低、心动过速、脉搏细速，甚至精神紊乱、神志不清、失去知觉，严重时可危及生命。故使用前应对患者体内的IgA水平进行检测，如发现血清中有抗IgA抗体，应选择不含有IgA或IgA含量极低的免疫球蛋白。

3.血液系统的不良反应：溶血发生于少数患者，患者的Coomb’s（抗人球蛋白）试验阳性，多在使用48小时内发生，一般是短暂的、轻微的和自限性的。

4.心血管系统的不良反应：输注免疫球蛋白的量与血液黏滞度及心血管方面的不良反应呈正相关。输注免疫球蛋白后血液黏滞度明显增高，有心血管疾病的老年人，有发生梗死的危险。因老年人、高血压、冠心病、既往有卒中病史者是使用免疫球蛋白发生梗死的危险因素，所以输注免疫球蛋白后较长时间内应防止血栓栓塞。

5.肾脏的不良反应：可造成肾功能损害，一般是可逆的。老年患者、合并有糖尿病及肾功能受损者，易并发急性肾衰竭，在输注2～5日内表现为暂时性血肌酐水平升高，在这些患者中使用，应密切观察肾功能的改变，选择不含有蔗糖成分的免疫球蛋白制剂。

参考文献

[1]胡必杰，郭燕红，高光明，等.医院感染预防与控制标准操作规程[M].上海：上海科学技术出版社，2010.

[2]吕希峰.临床常见疾病的诊疗及护理[M].青岛：中国海洋大学出版社，2014.

[3]欧阳冬生，临床护理药物手册[M].北京：人民卫生出版社，2008.

[4]肖激文，刘杰.护士给药护理指南[M].北京：人民军医出版社，2008.

[5]陈湘玉.新编临床护理指南[M].南京：江苏科学技术出版社，2009.

[6]蒋红，高秋韵.临床护理常规[M].上海：复旦大学出版社，2010.

[7]吴惠平，罗伟香.临床护理相关仪器设备使用与维护[M].北京：人民卫生出版社，2010.

[8]李仲智，申昆玲.内科诊疗常规[M].北京：人民卫生出版社，2010.

[9]刘又宁.实用临床呼吸病学[M].北京：科学技术文献出版社，2007.

[10]张庆.药理学与药物治疗基础[M].北京：人民卫生出版社，2009.

[11]吴在德，吴肇汉.外科学[M].第 6 版.北京：人民卫生出版社，2007.